健康ライブラリー　イラスト版

拒食症と過食症の治し方

大阪市立大学名誉教授 **切池信夫** 監修

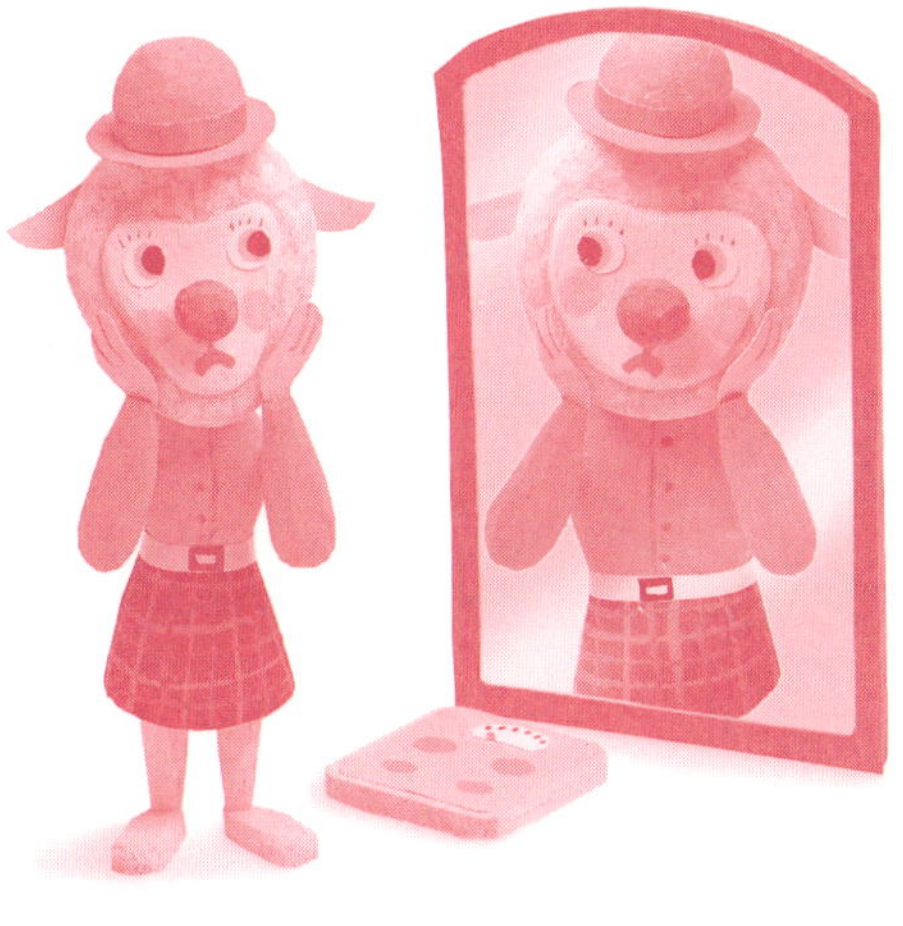

講談社

まえがき

摂食障害は、診断はつきやすいのに治療が難しい病気です。

まず、本人が自分は病気だと認識していないことが多いため、なかなか医療機関につながりません。本人が病気であると認め、医療機関を受診しても、この病気をみることができる医師は少ないのが現状です。さらに、この病気の治療は医師や病院まかせではダメ。本人が治そうと決心し、努力していくことが必要です。たとえ入院して体重を少し増やしても、本人の治そうという意欲がなければ退院したとたん、また異常な食べ方に逆戻りして低体重になります。

体の症状にだけ注目していては治らないのです。薬物療法だけでは治りません。摂食障害の発症には心の問題があるからです。本人が自ら問題を解決しようという姿勢が必要です。生き方の問題とも関係しています。

厳しいことをいっていますが、本書を手にとったあなたは、すでに治そうという気持ちがあるのですから、回復に向けて一歩進んだといえます。本書では、自分でできる方法を具体的にまとめています。ぜひ、実行してみてください。

ここで、「治る」とはどういうことか、少し考えてみましょう。どうなったら治ったといえるのでしょうか。

症状だけをとればよいかというと、そういうことでもありません。誰でも、嫌なことがあれば食欲がなくなったり、ストレス解消のためにやけ食いをすることもあります。「治る」とは、そのような食行動があっても、また普段どおり一日三回の食事に戻れる、自分を取り戻せることです。体重や食物のカロリーに人生がふりまわされず、心の問題を解決していくことではないでしょうか。

回復までには時間がかかるでしょう。けれど、あきらめず、投げ出さず、できることをしていきましょう。病気を治しながら小さな幸せをみつけましょう。本書がその一助になることを祈っています。

大阪市立大学名誉教授
切池 信夫

拒食症と過食症の治し方

もくじ

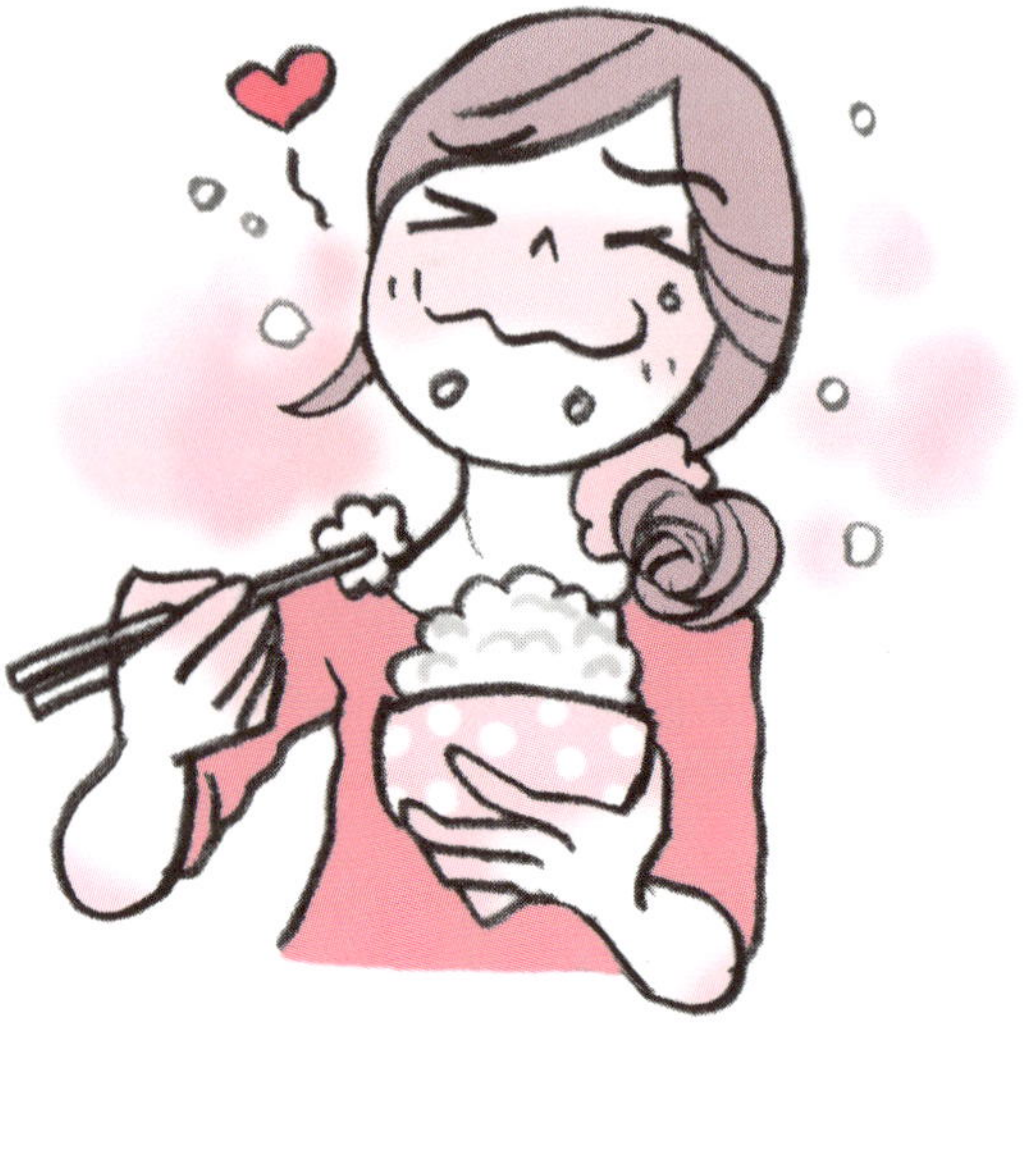

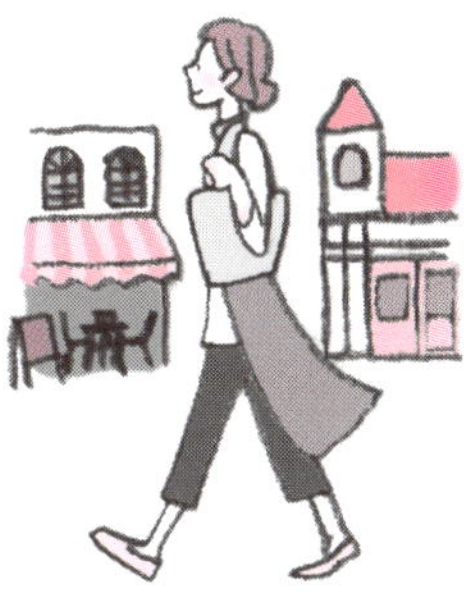

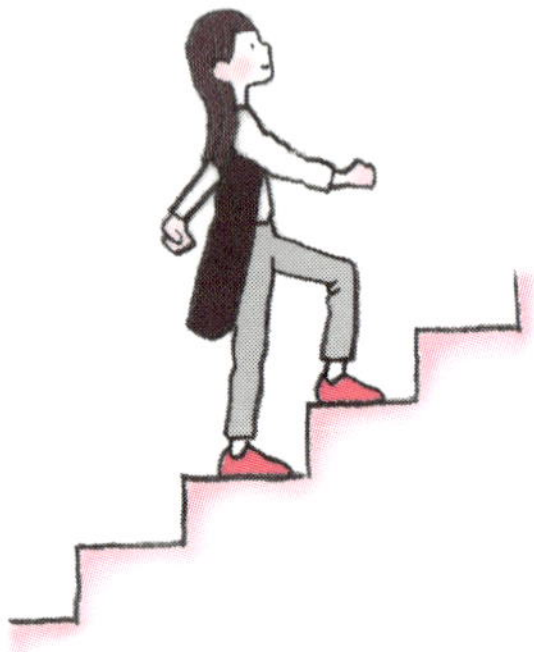

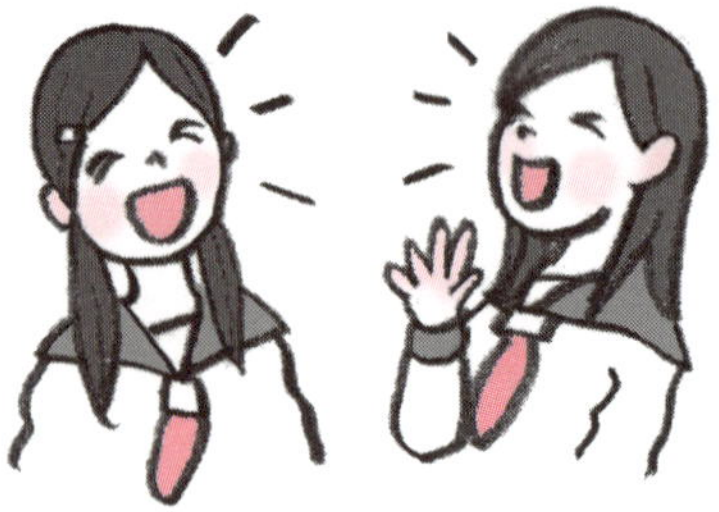

4 医療機関とのつきあい方 …… 71

5 周囲の人ができること …… 85

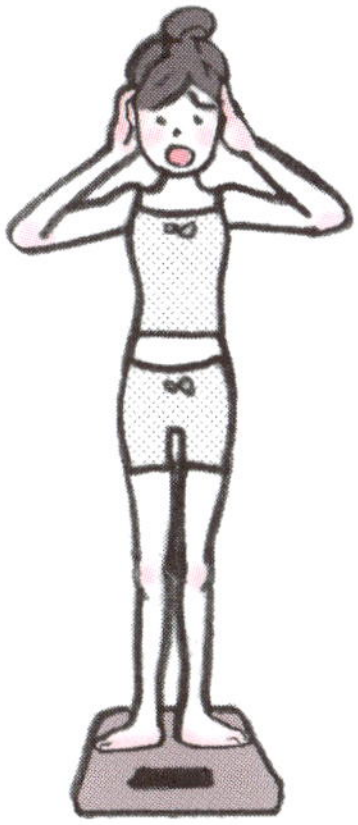

ケース 1

いくら体重を減らしても納得できないAさん

Aさんのプロフィール

22歳。独身。単品ダイエットからリバウンドで過食症になった。嘔吐《おうと》や下剤使用もくり返した。短大を卒業後に就職したが、低体重のため体調を悪くして退職する。

きっかけ

鏡をみたら、太ったように感じた

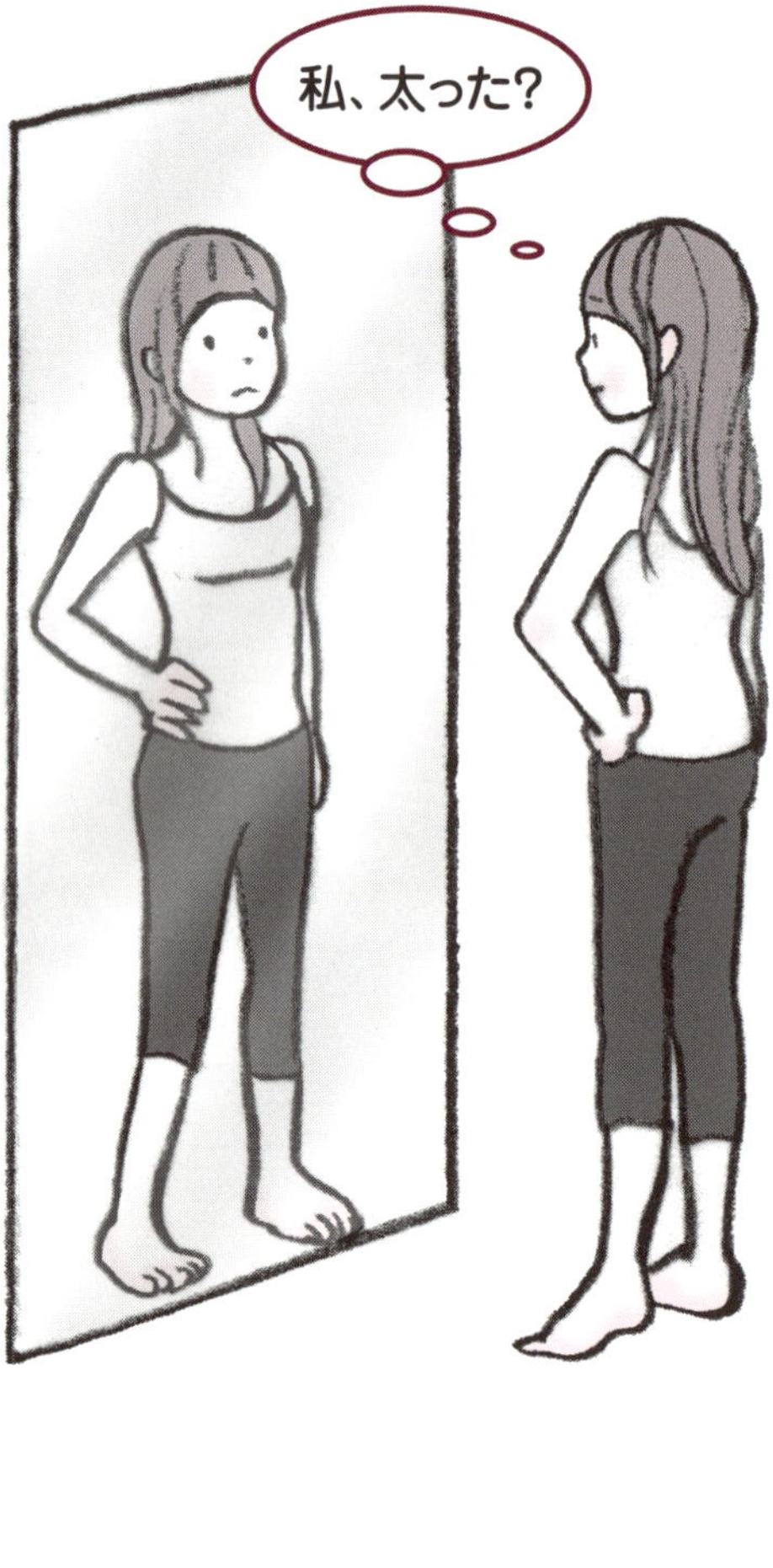

❶ 高校生のときダイエットを始めようと思ったのが摂食障害になったきっかけでした。大学受験のために運動部を退部したら、太ったような気がしたのです。

単品ダイエット

ダイエットが成功して、うれしかったので、しばらく続けることにした

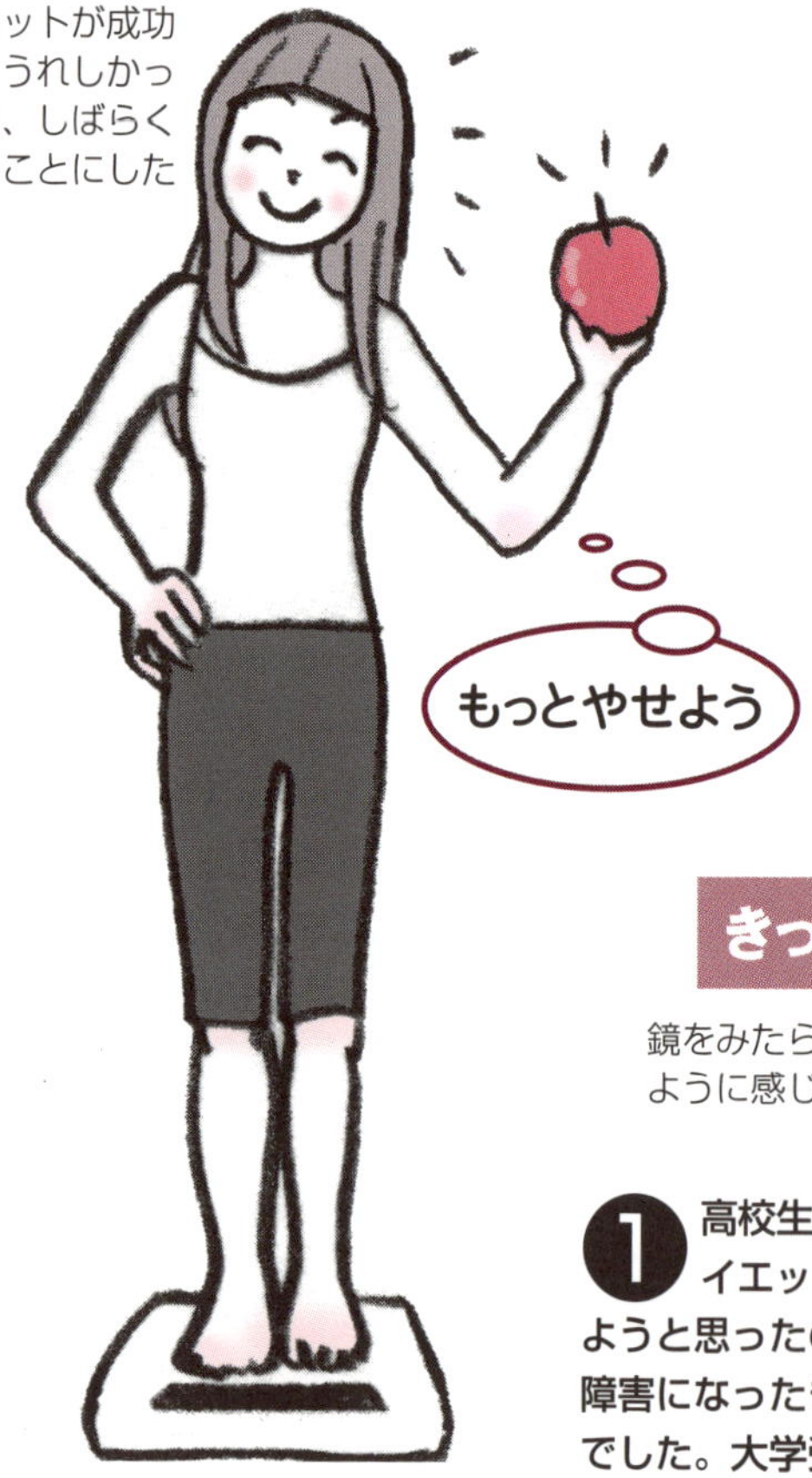

❷ 受験勉強もあるので、1品だけしか食べないダイエットなら、簡単にできると思いました。すると50kgだった体重が3ヵ月で45kgに減りました。

3 短大に通うようになったころは体重が42kgになっていました。やがて、今までの反動なのか、すごく食べたくなり、止まらなくなりました。

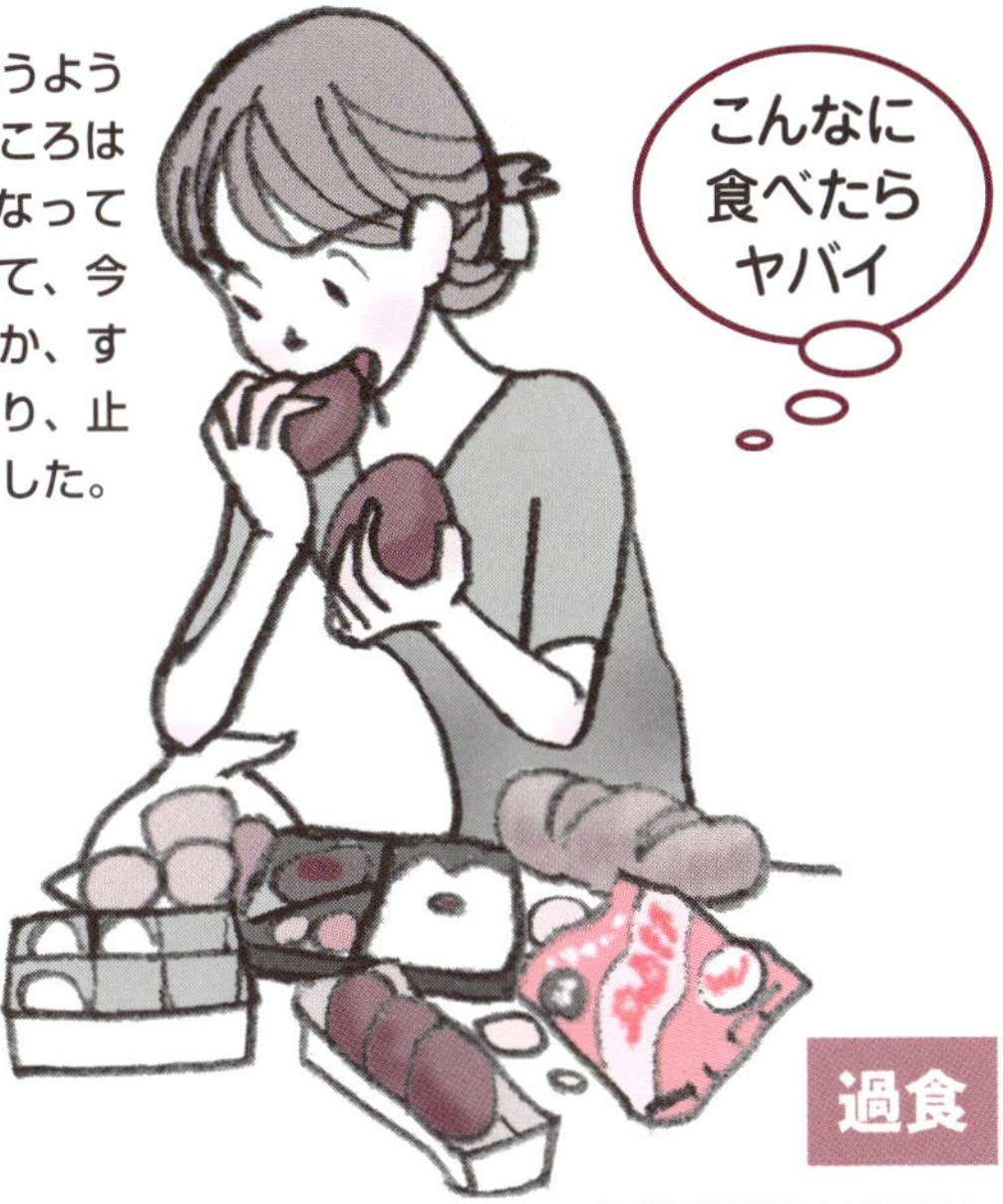

過食

体重が増えるのは嫌なので、食べ過ぎはいけないと思うのだが

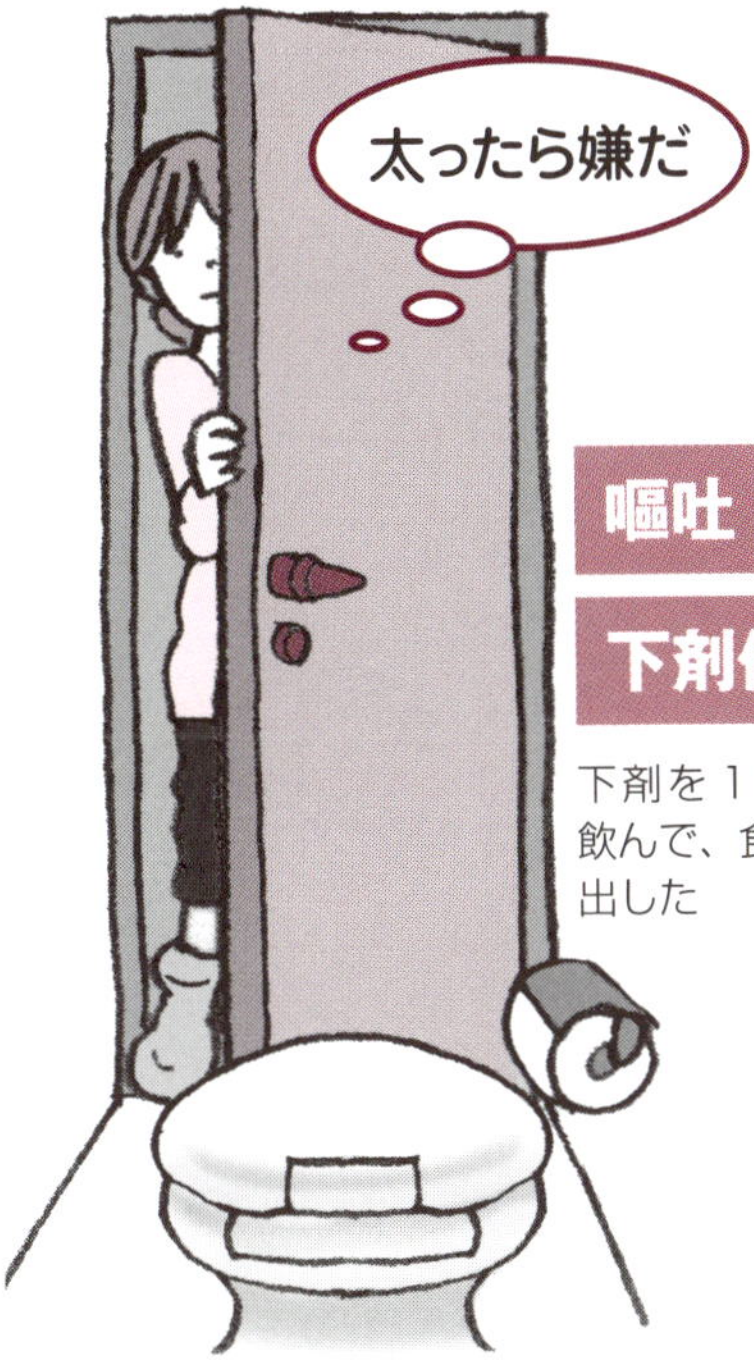

嘔吐

下剤使用

下剤を１日に何回も飲んで、食べたものを出した

4 過食したぶんを排出しないと太るので、吐いたり下剤を使ったりするようになりました。短大卒業後に就職してから、過食と嘔吐は1日に5～6回にもなりました。

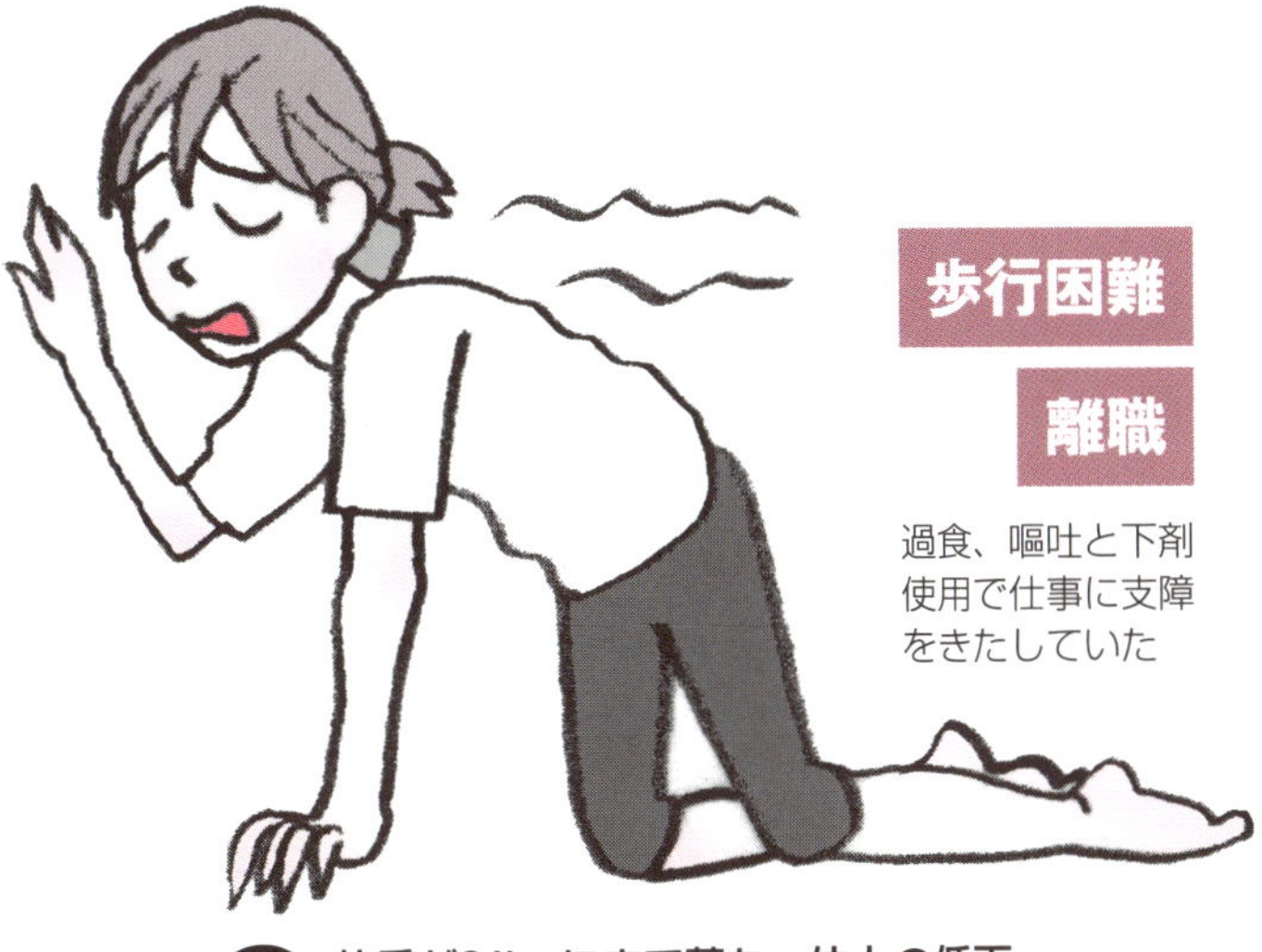

歩行困難

離職

過食、嘔吐と下剤使用で仕事に支障をきたしていた

5 体重が34kgにまで落ち、体力の低下がひどく、歩くことが困難になってきました。会社を辞めることにしました。

Aさんのその後

このままではダメだと決心し、まず規則正しい食事をすることと、嘔吐を減らすことで体重を40kgに戻すようにした。体力が少しついてきたころ、家の近所でアルバイトをみつけ、半日ずつ働くようになった。4ヵ月たった今では体重も42kgまで回復している。過食と嘔吐は週1回ぐらい続いているが、減りつつある。

ケース 2

病人は大事にしてもらえると感じたBちゃん

Bちゃんのプロフィール

12歳。小学6年生。1年ほど前から「食べるのが怖い」と言い、食事量が極端に少なくなった。体重が30kgをきったころから、学校に行けなくなった。

❶ Bちゃんには弟が1人います。弟はやんちゃでしたが、Bちゃんは体育と音楽が好きで、友達ともなかよく遊ぶ「よい子」でした。

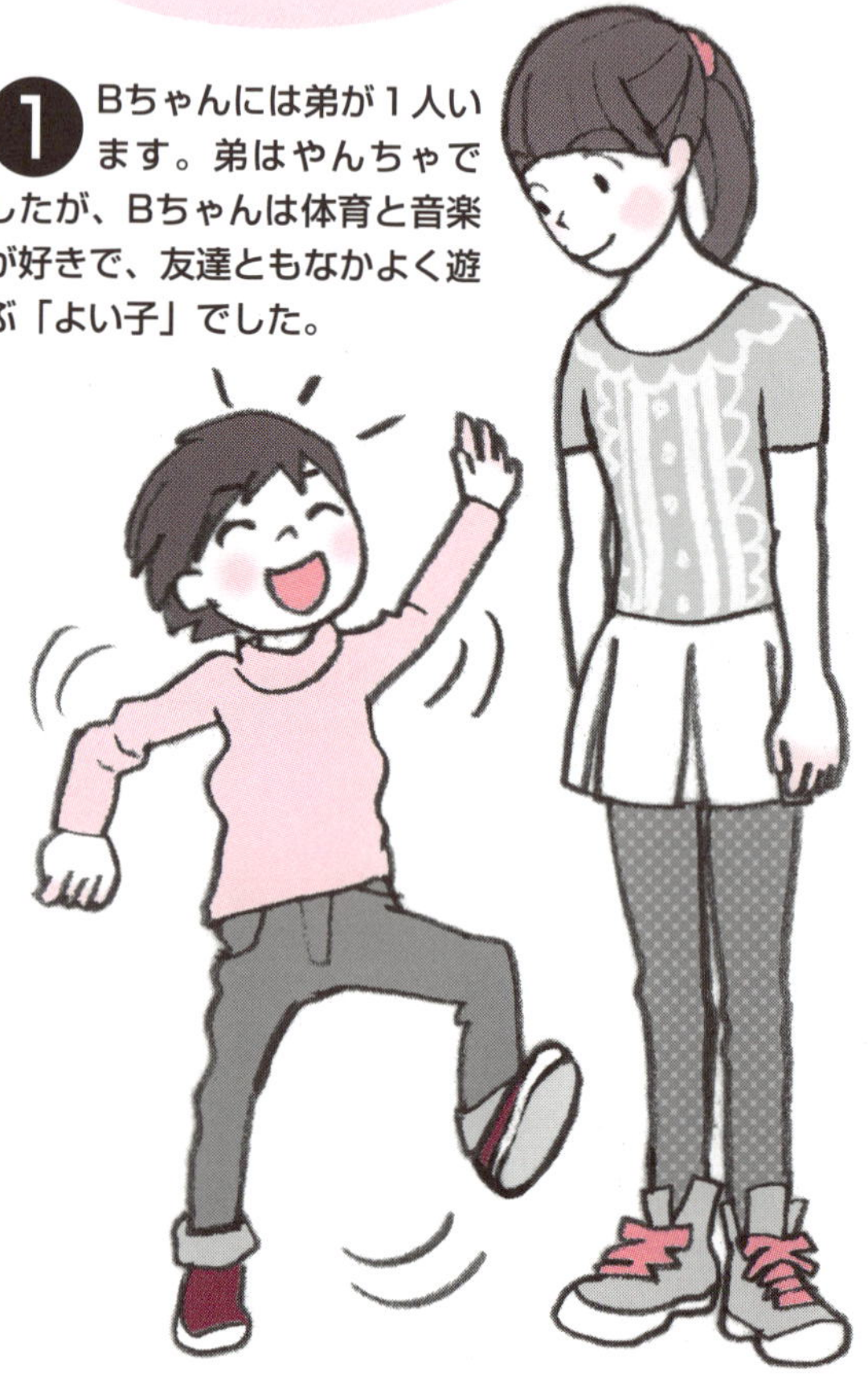

手のかからないBちゃんと、いたずら好きで母親を困らせる弟の2人きょうだい

4年生
142cm、32kg

5年生
145cm、30kg

身長は伸びたのに体重が減ってしまった

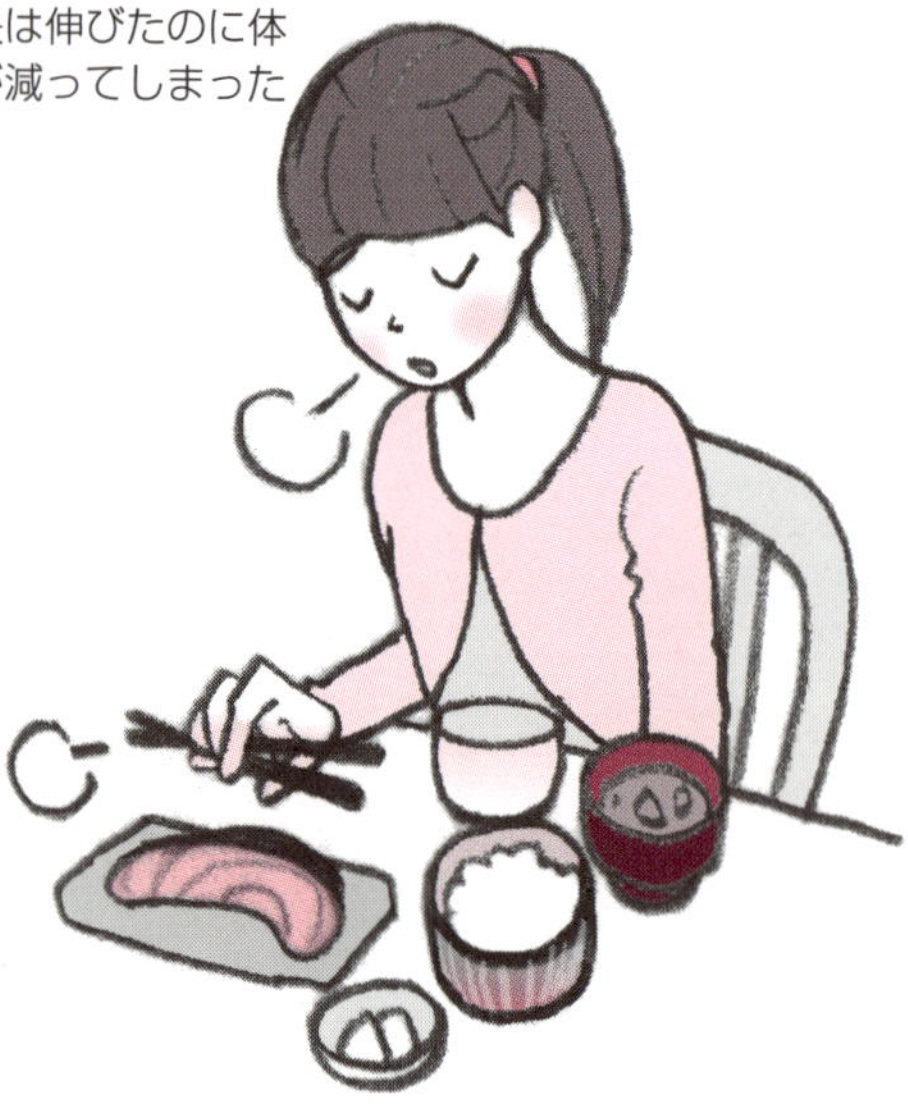

❷ 5年生になったころから、食欲がわかないのか、食事の量が減ってきました。「なぜ食べないの」と母親が尋ねると「おなかが張る」と言うのです。

3 母親はBちゃんを心配して、なんとか食べさせようとするのですが、「食べるのが怖い」などと言います。約1ヵ月で4kgも体重が減り、小児科に入院することになりました。

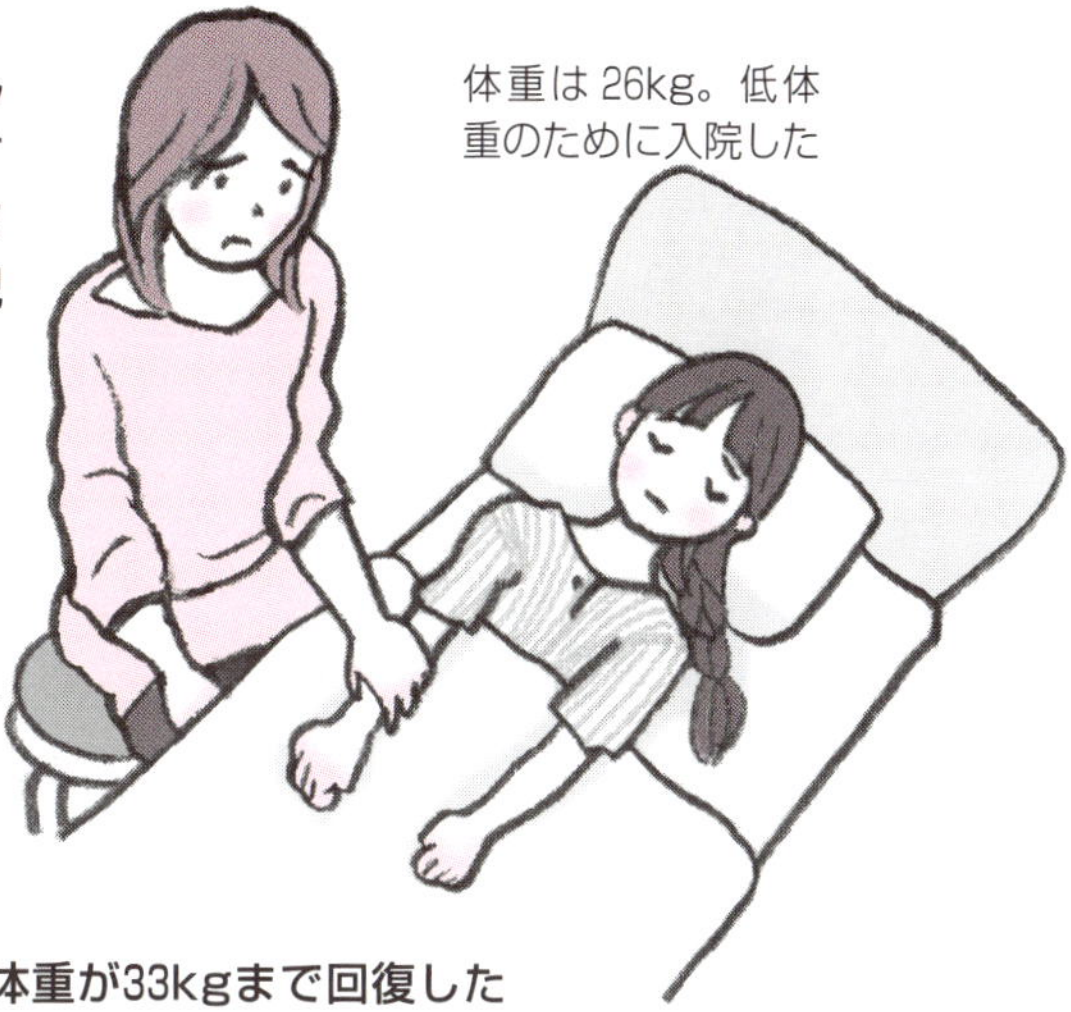

体重は26kg。低体重のために入院した

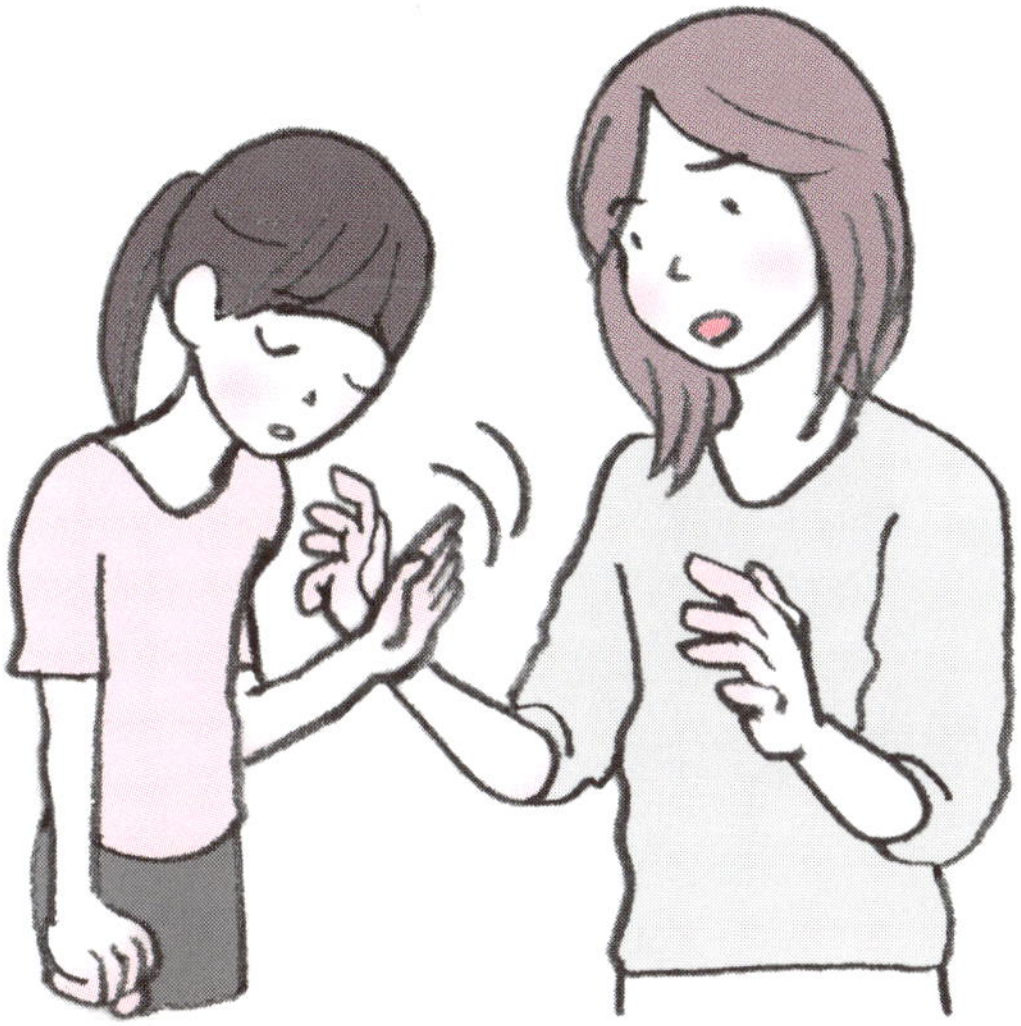

6年生
145cm、27kg

体重が激減し、身長の伸びも止まってしまったようだ

4 体重が33kgまで回復したので退院したのですが、自宅に戻るとまた食べなくなりました。「食べたいけれど、食べるのが怖い」と訴えます。

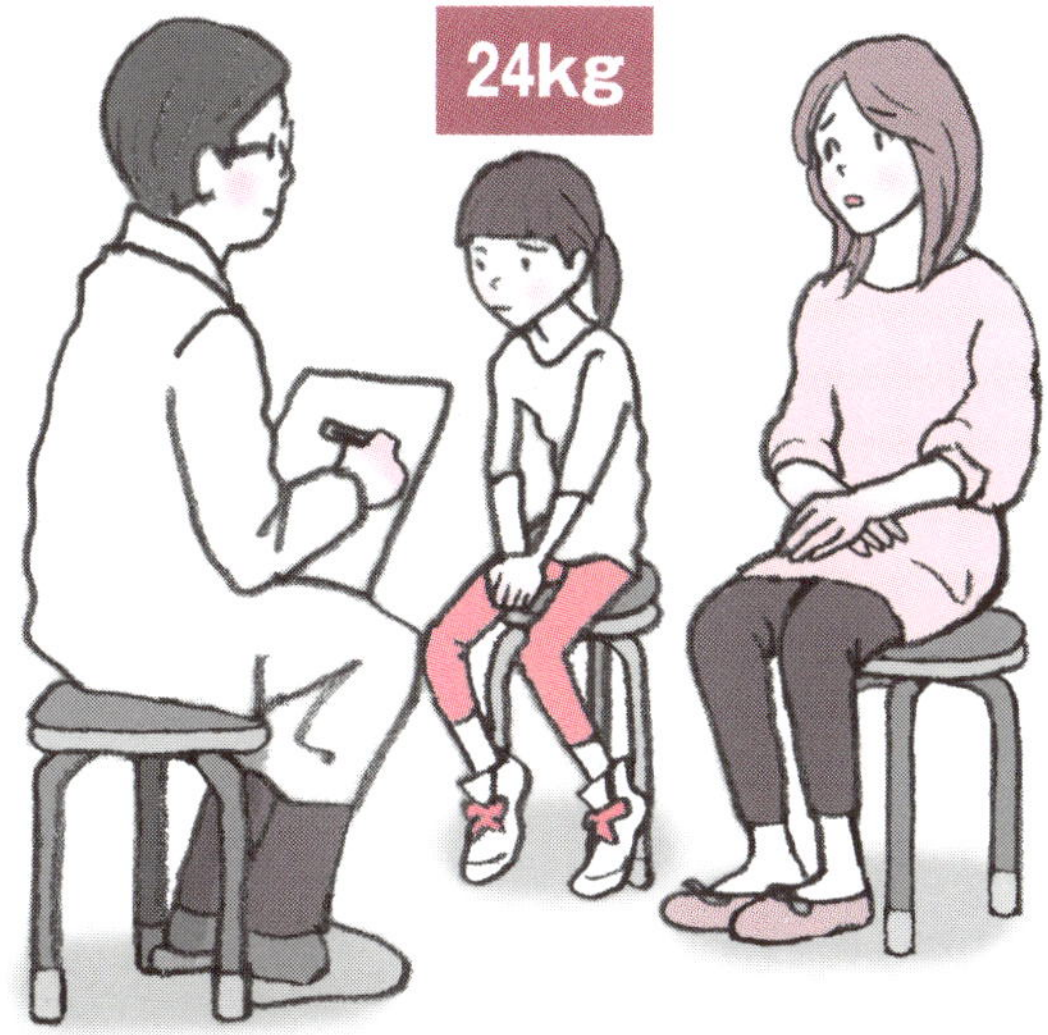

5 母親はBちゃんの体重が減りつづけるので、また入院させようと小児科を受診しました。

このころ学校にはほとんど行けなくなっていた

Bちゃんのその後

入院しても、根本にある問題を解決しないと退院後にまた食べなくなる。母親は医師の説明を聞くうちに、じつはBちゃんが母親にかまってほしかったのだと気づいた。そこで、弟ばかりに手をかけないように心がけたところ、Bちゃんは少しずつ食事をとる量が増え、体重も増加していった。

ケース3
夫婦不仲だが、離婚もできないCさん

結婚

食事も黙ったままで気詰まり。
食後に吐き気を感じるように

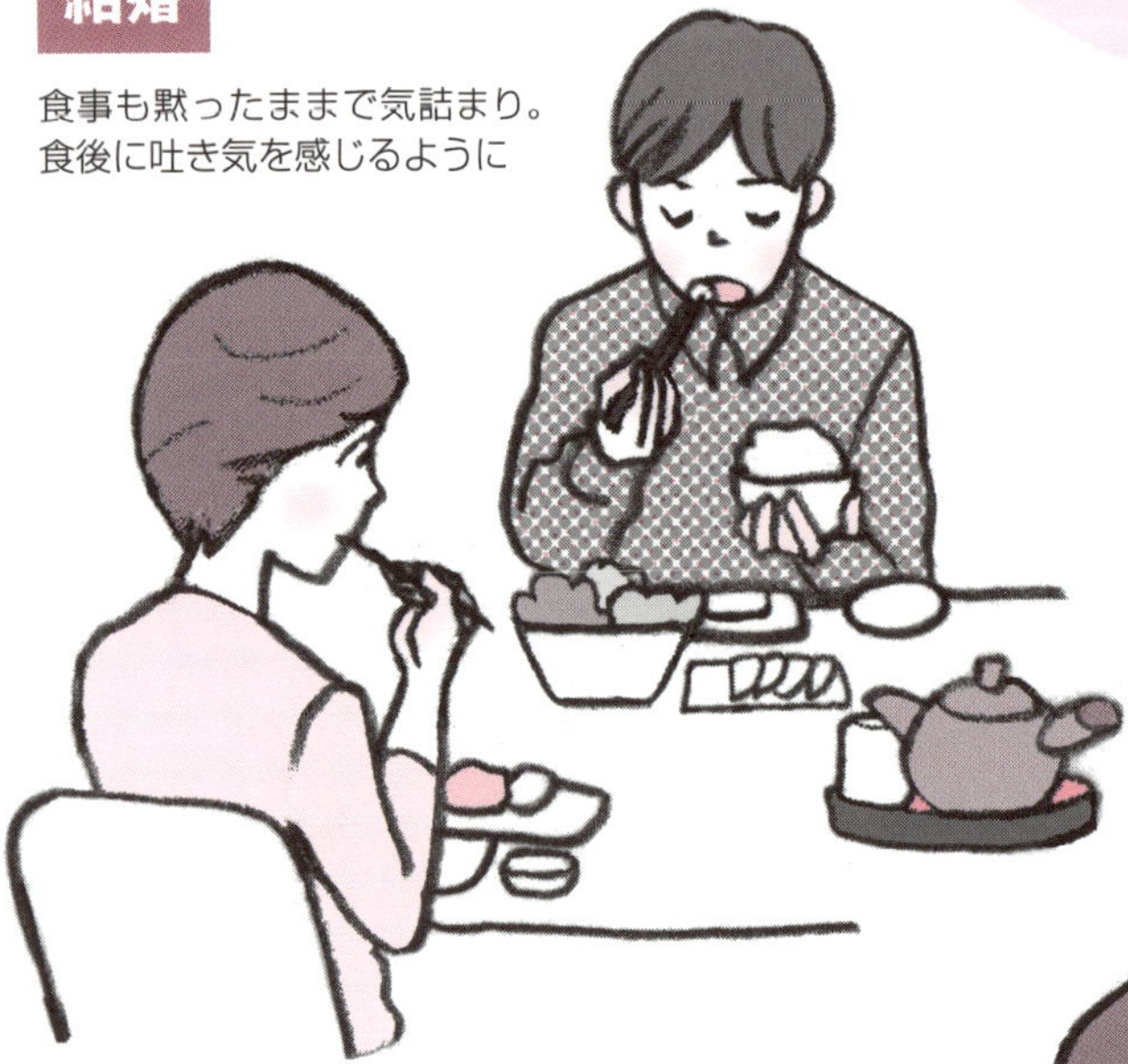

Cさんのプロフィール

32歳。主婦。過食をしては吐く。やがて月経が止まってしまった。夫とは不仲なので妊娠の可能性はない。ある日、手首を切って救急車で運ばれた。

❶ Cさんは25歳のときに、父親のすすめで見合い結婚をしました。夫になった人はまじめなのですが、無口。性的関係もほとんどありません。

過食、嘔吐

イライラ感が募ってくると、
めちゃ食いをしてしまう

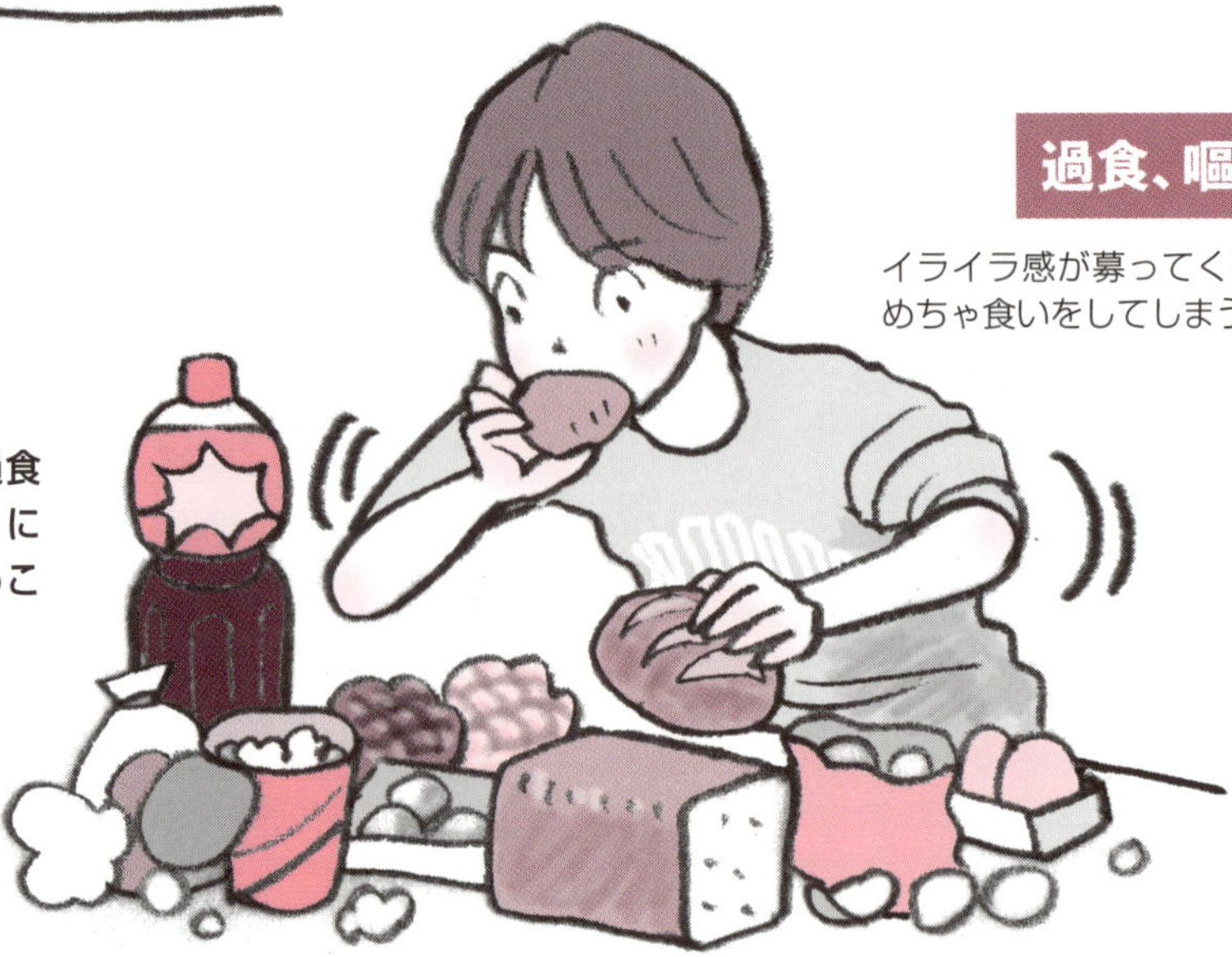

❷ 28歳のころには、過食しては嘔吐するようになっていました。下剤を使うこともありました。

❸ 体重は徐々に減り、30歳になったころには37kgまで減少していました。月経が来なくなりました。

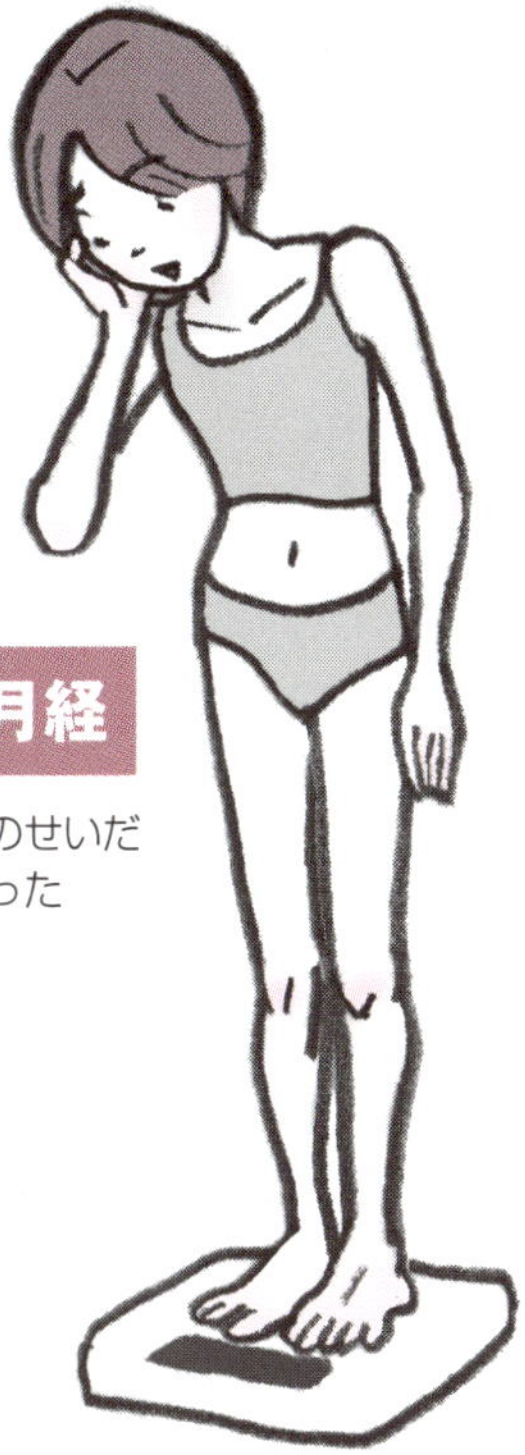

無月経

無月経が低体重のせいだとは気づかなかった

リストカット

血を流して倒れているCさんをみて夫はびっくり

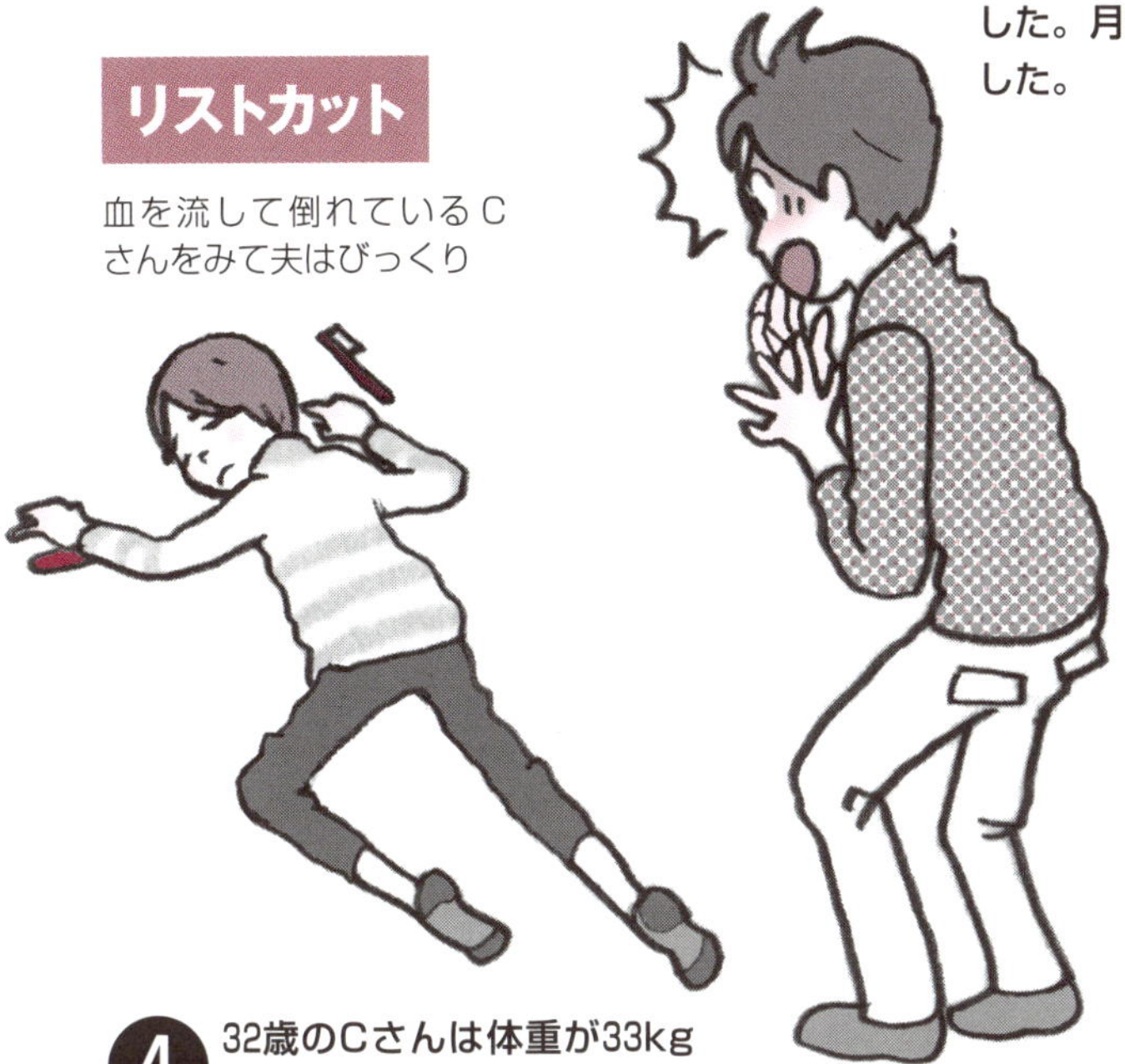

❹ 32歳のCさんは体重が33kgまで減少していました。精神的に不安定で、ある日、手首を切って倒れてしまいました。

❺ 救急車で運ばれたCさんは、低体重と栄養不良のため入院することに。しかし、1ヵ月の入院中に夫は2回しか面会に来ませんでした。

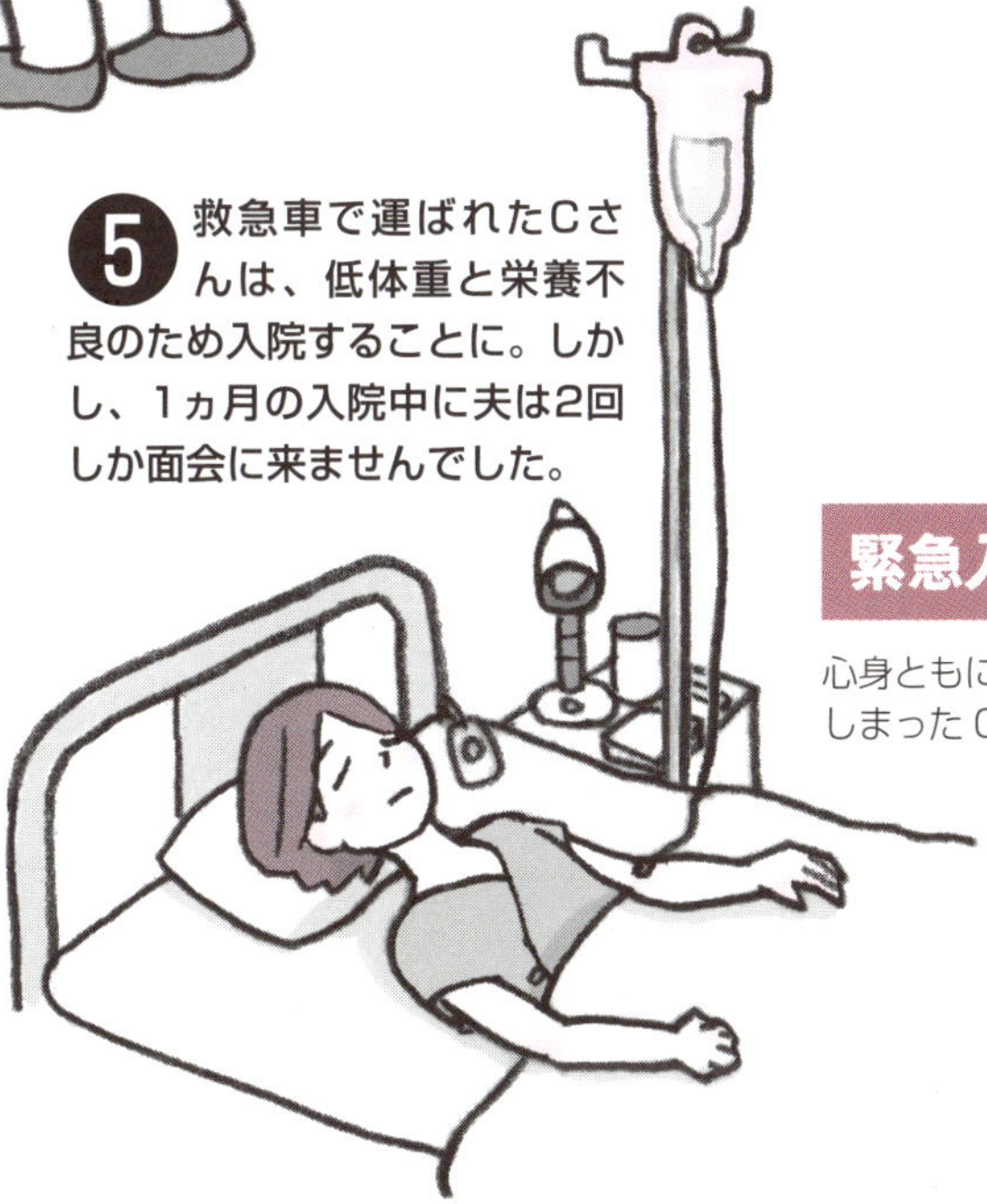

緊急入院

心身ともに消耗してしまったCさん

Cさんのその後

精神科で夫を交えて家族療法をおこなうが効果はなし。退院後も夫婦は不仲のままだが、離婚すれば回復するともいえない。Cさんは夫となごやかな会話をすることをあきらめ、悪意はない人だと割り切ることにした。イライラ感はおさまってきて、自分なりに生きていこうと就職活動をしている。

ケース解説

生命にかかわる病気、でも自分しだいで治る病気

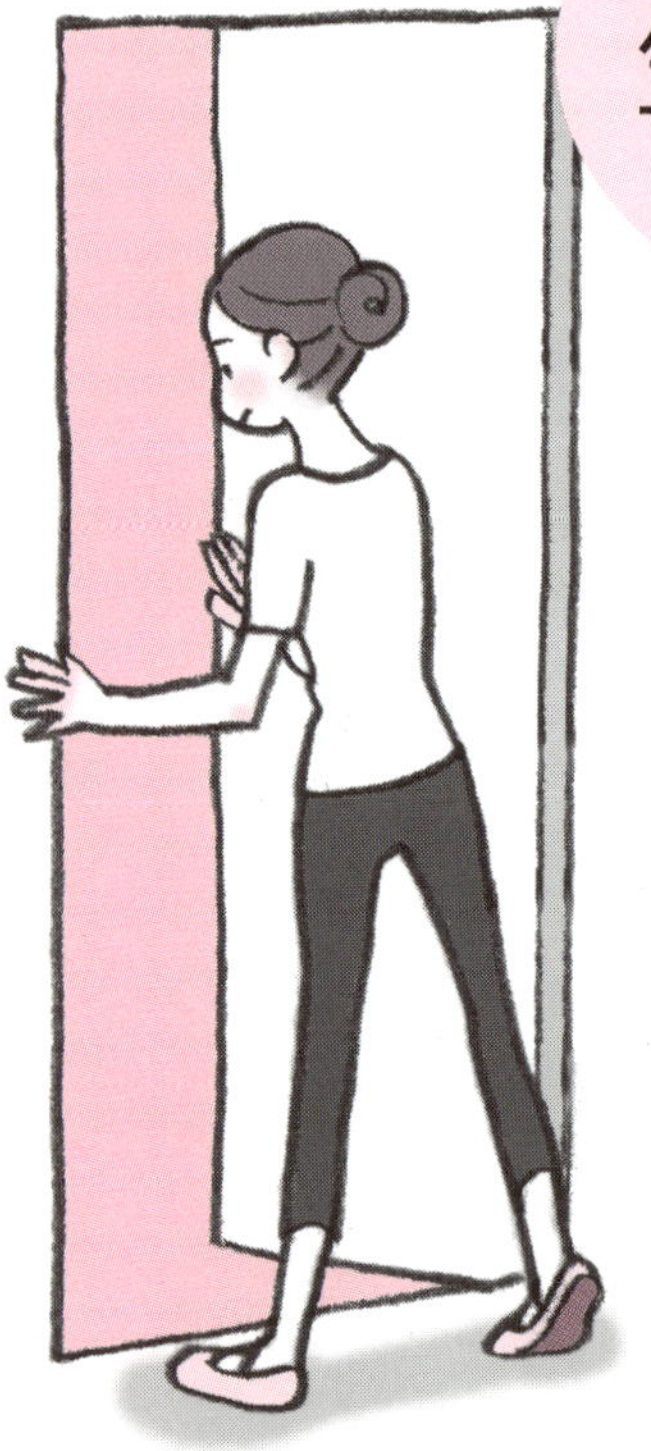

回復への扉をあけるのは、自分

拒食症

食べることを拒否し、極端にやせます。しかし自分ではやせていると思わず、体重が増えることや食事量を増やすことに強い不安や恐怖を感じます。病気であることを認めたがらず、治療には無関心か抵抗感を示します。

過食症

食欲を抑えきれず、短時間に大量に食べたり、一日中だらだらと食べつづけたりします。その後、吐くか、下剤を使って、体重が増えるのを防ぎます。そんな自分に嫌悪感や罪悪感をもち、抑うつ気分になります。

摂食障害
拒食症と過食症を合わせていう

↓

どうやって治す?
特効薬はない。
自分の意志が大切

↓

まずは正しい知識を

拒食症や過食症は「食べれば治る」または「食べなければ治る」という病気ではありません。それができないから病気なのです。その背景には心の問題があります。生命にかかわることもあるので、軽くみるのは厳禁です。

こうした誤解をもたないよう、病気について正しく知りましょう。そのうえで、自分の考え方や行動を変えて悩みを解決していけば回復します。「自分を変える」「治そう」という決心が大切です。

1

回復へつながる八つの扉

「ダイエットのはずだったのに、やせすぎてフラフラする」
「食べ過ぎるたび、食べ物を吐くたびに自分が嫌になる」
……そんな生活を続けていてはいけないと思っても
自分に何ができるのだろうかと悩んでいませんか。
今すぐ完全によくなるのは無理ですが、
治りたいという気持ちがあれば大丈夫。
八つの扉を順番にあけて、回復への道を歩みだしましょう。

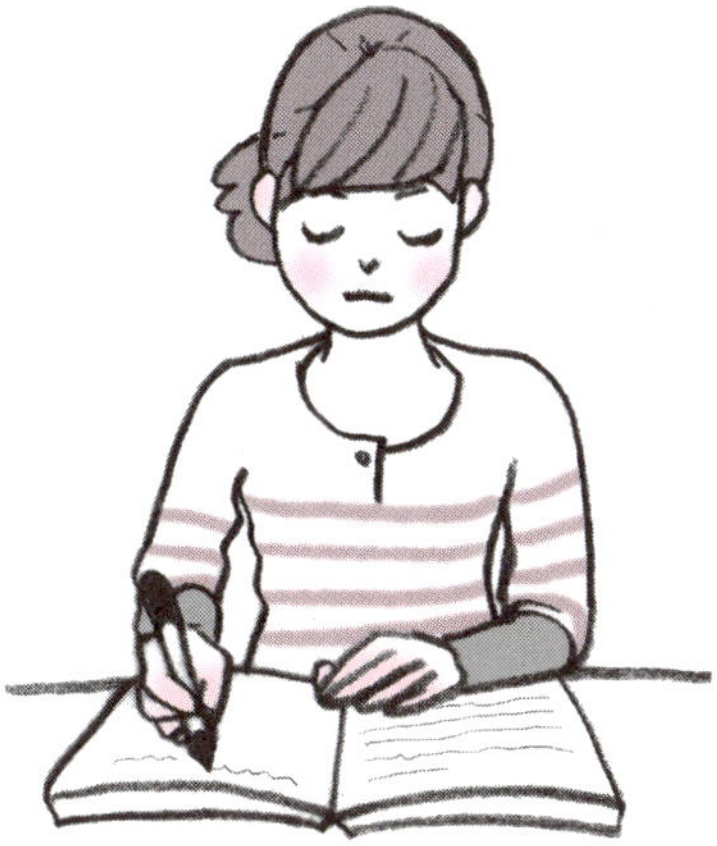

意志を固める

一年後、五年後の自分を想像してみよう

摂食障害を乗り越えるには、「現在の状態は不健康で、改善に取り組まなくてはいけない」という決意が欠かせません。そのためにはまず、現在の自分と、将来起こりうる問題に向き合う必要があります。

今の状態で得るもの・失うもの

自分の状況をよく考えてみましょう。得るもの（メリット）と失うもの（デメリット）を書き出すと、ふだん、頭から追いやっている問題が浮かびあがってきます。

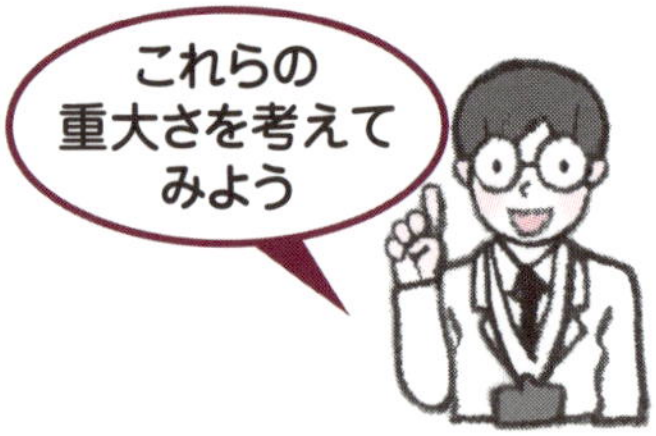

失うもの　こんなデメリットが……

健康	極端にやせた状態が続くと、命にかかわる事態を招きます。
月経	月経が長期間止まると、妊娠や出産に影響が及んだり、骨《こつ》粗《そ》鬆《しょう》症《しょう》の危険性が高まったりします。
体力	疲れやすくなり、しだいに、歩くことさえ難しくなってきます。
肌の張りや髪	肌にしわが出たり、髪が薄くなったりと、若々しさがなくなります。
食べる楽しさ	カロリーを基準に食べ物を選んでいては、おいしいものや、外食を楽しんだりできません。
気持ちの安定	イライラや不安が強く、ささいなことで泣きたくなったりします。
遊びの外出	自分の体形が気になって、ひきこもりがちに。体力的に外出できないケースもあります。

今の生活をずっと続けますか？

摂食障害の患者さんには、健康を損なうまでにやせていても、問題意識がなかったり、自分から治す気持ちが弱かったりする人が少なくありません。今の状況が、必ずしも困った状況とは感じられないためです。体重を減らせば達成感があり、やせたいという気持ちも満たされます。「今」は問題ない、と考えるのです。

でも、本当にそうでしょうか。今のまま一年後、五年後もいられるでしょうか。自分自身の健康や、周囲との関係……現在はメリットとして感じられることを、一年後、五年後も同じように感じられるかどうか、見直してみましょう。

病気に
なってまで得たい
ものなの?

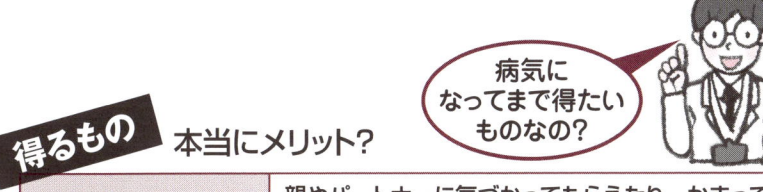

得るもの　本当にメリット?

周囲の優しさ	親やパートナーに気づかってもらえたり、かまってもらえたりします。しかし、人間関係とは、自分の体を犠牲にして築くものでしょうか？
小さいサイズの服が着られる	小さいサイズを着ていても、健康的でスタイルがよいとは限りません。これからずっと、自分の体を服に合わせるのですか？
達成感	目標体重をクリアすると達成感が得られます。しかし、体重の数値をコントロールすることが、生活や人生すべての目標にとって代わっていませんか？
嫌な現実を考えなくていい	体重が減れば「成功」、増えれば「失敗」という単純な考えが、あなたが本来抱えている問題を、おおい隠していませんか？
学校や仕事を休める	病気は休む理由になりますが、それで問題が解決するわけではありません。ずっと休むことになりかねません。

今の生活を
続けると
1年後の自分は?
食べ物の
カロリー
体重・体形
5年後の自分は?
食べ物の
カロリー
体重・体形
これからずっと
食べ物の
カロリー
と
体重・体形
のことだけを考えて
生きていくの?
体や心への影響を
考えよう
(→ P36 ～ 39)

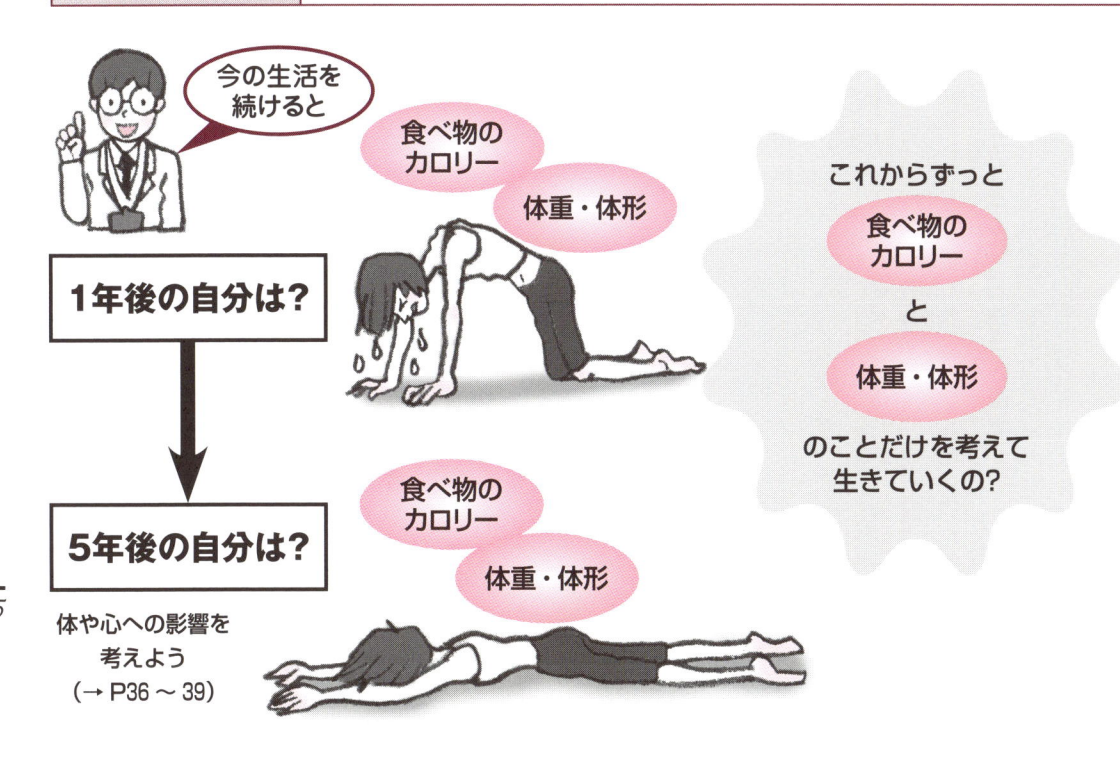

扉1

目標をもつ

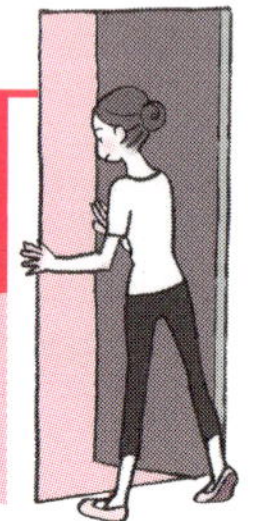

治そうと決心したときから回復が始まる

摂食障害は、自分で治そうとしない限り、治りません。「なんとかしなければ」と決意したときは、すでにスタートラインから歩きだしているのです。決心がにぶらないうちに、目標を定めましょう。

私は病気だ

認めるのは自分

家族や医師に言われるのではなく、自分自身で、「今の状態は問題だ、病気なんだ」と気づくことが治療の第一歩です。

今のままではダメだ

1年後、5年後には変わっていたい

今の状態で自分が望むような未来がかなえられるのか、あるいは、この先ずっとこのままでいいのかをよく考えます。

治そう！

治すのは自分

問題の根底には、誤った思い込みと、偏った食習慣があります。これを改善できるのは自分だけ。医師や周囲の人に頼りすぎずに取り組みます。

治すのは自分

今の状態で得られるものをあきらめ、治そうという気持ちをもちつづけるのはたいへんです。気持ちが揺らぎそうになったら、「どうして治したいのか」をもう一度考え、少しずつでも前進しましょう。

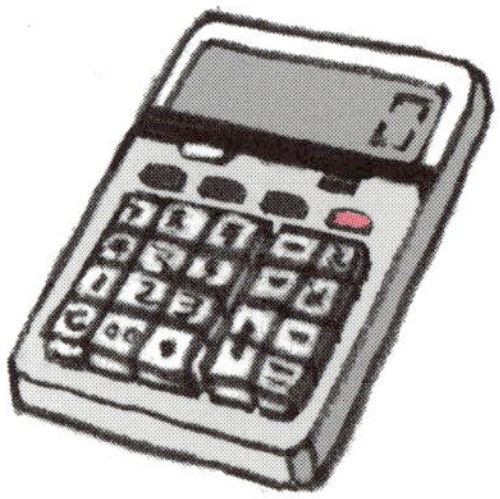

まず目標体重を計算しよう

目標とする最低限の体重を決める

「今の自分を変えたい」と思っても、なにをしたらいいかわからないかもしれません。

まずは、自分なりに納得できる目標体重を決めましょう。女性なら、月経が維持できる体重を目標にします。すでにかなりやせている人は、それ以上体重を落とさないようにします。

体重を増やすには、食習慣だけではなく、自分の意識も変えていかなくてはなりません。そこに葛藤を感じるのは自然なことです。重要なのは、「治したい」という気持ちを持ちつづけること。迷ったら、自分の気持ちを整理して、あせらず取り組みましょう。

目標体重を計算する

今の体重では健康を損なうことを認めましょう。本来、BMI は 22 が理想的な体重で健康とされる数値なのですが、20 を目標にします。まずはその－10% をめざします。

①目標は……BMIを20に

肥満傾向の人は20.5～21を目標にします。

身長（m）□ × 身長（m）□ ×20＝ □ kg

↑ 目標体重

②最低限でも……①の－10%で

身長（m）□ × 身長（m）□ ×20×0.9＝ □ kg

↑ まずはこの体重にしよう

③かなりやせている人は……これ以上減らさないように

- 25kgの人は30kgにする
- 30kgの人は35kgにする
- 救急車をよぶような事態にならないようにする

体重の計測は週1回に

体重を毎日、あるいは日に何度もはかるのはやめます。

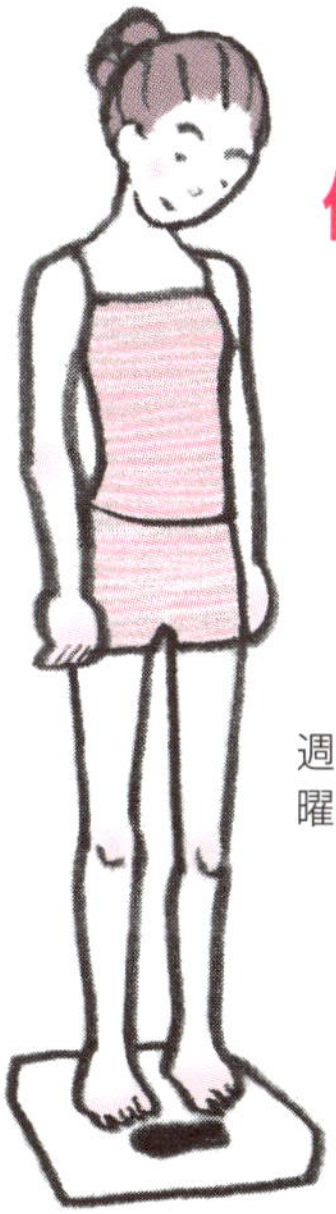

週1回、体重をはかる曜日と時間を決める

①と②は成人の場合です。小児の場合は P87 を参照

扉2
考え方を変える

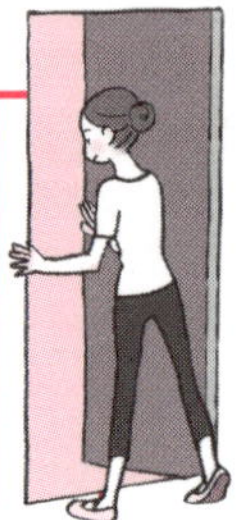

体重と体形のとらえ方を修正する

摂食障害では、実際の体形とは関係なく、「自分の体形のとらえ方（ボディ・イメージ）」が偏っています。しかも、やせればやせるほどボディ・イメージが偏るという悪循環に陥ります。

ボディ・イメージを自分の価値と直結させない

摂食障害のある人は、「自分は太っている」「体重が多すぎる」と考えがちです。さらに、体重を減らせないと「自分はダメだ」と思い、逆に体重が減れば「成功した」と感じます。体重の増減と自分の価値を結びつける極端な思考に陥っています。

このような考え方の偏りがないでしょうか。太っているというのは自分のイメージだけで、実際には太っていないことがほとんどです。自分の周囲に目を向けて、体重やスタイル、体形が人の価値にそれほどかかわるのか、よく考えてください。考え方の偏りに気づくことが、回復につながります。

私は太っている

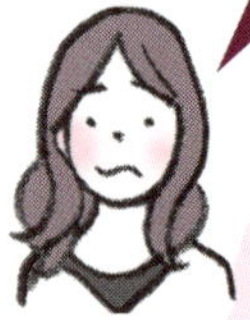

体重から？

自分でみて？

他人からみて？

自分の思い込みでは？

その意味を考えよう

「自分は太っている」「脚が太い」と決めつけている人は、その根拠はなにか、具体的に考えてみましょう。体重が多いと思うなら、健康的とされる標準体重との差をみてください。自分がそう感じるなら、他人からみたイメージはどうなのか、耳をかたむけてみましょう。

「太っている」と言われた

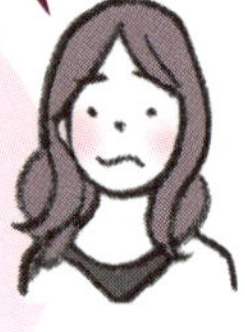

迷惑をかけている？

そのようなことを言う人は、しょせんあなたの一部しかみていないのです。仮に太っていたとしても、誰かに迷惑をかけるわけではありません。気にしないようにしましょう。

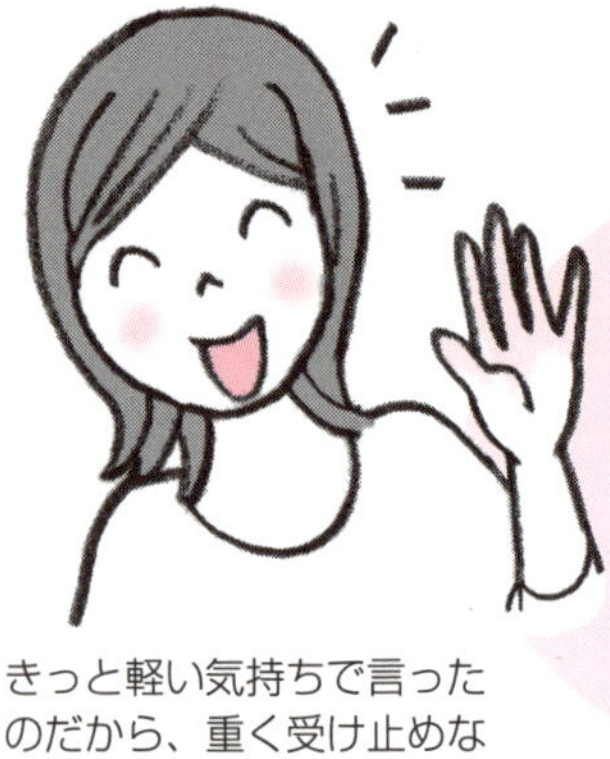

きっと軽い気持ちで言ったのだから、重く受け止めないほうが賢い

太っているとダメ

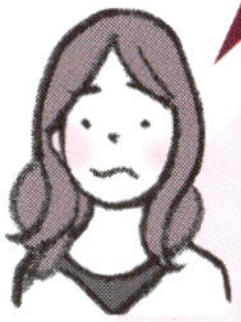

友人をスタイルや体重で決めている？

太っている自分には価値がない、ダメな人間だ、と思い込んでいる人がいます。でも、私たちは他人をスタイルや体重だけで判断したりはしません。性格や能力、趣味、ユーモアのセンスなど、人の評価にはいろいろな点がかかわっているのです。

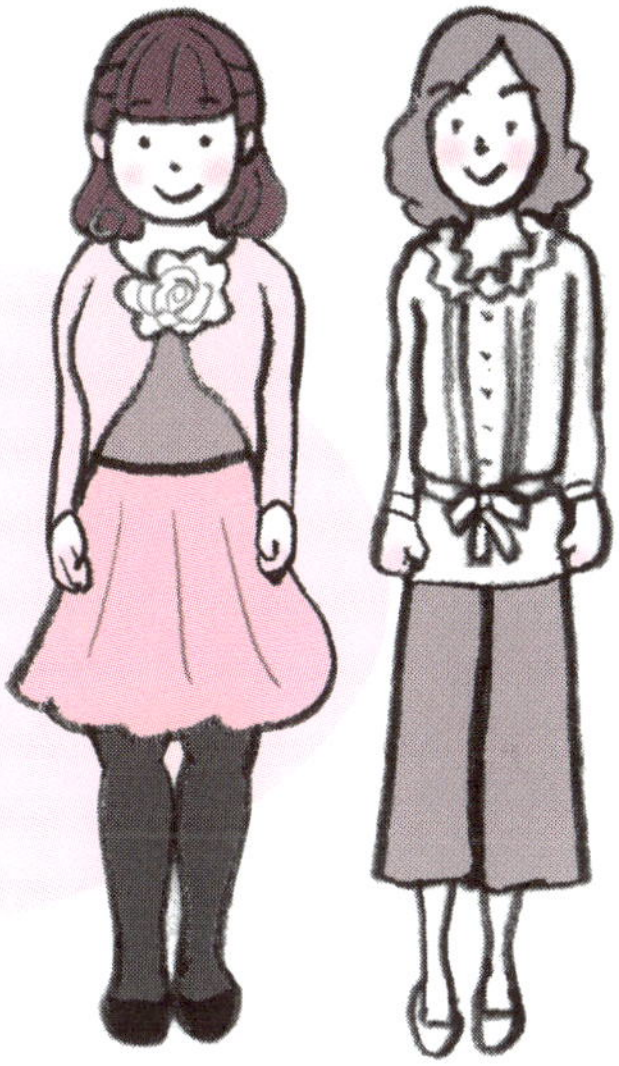

あなたの友人には、さまざまなスタイルや体重の人がいるのでは？

体重や体形は人の価値を決めるものではない

上記の文章をしっかり頭に刻みこもう

おなかがすごい

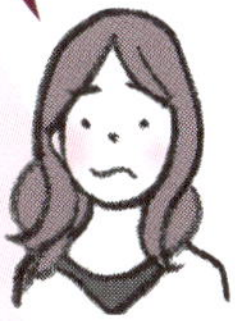

全身やせてしまう

「ここを細くしたい！」と減量に取り組みつづける人がいます。しかし、それはイメージではないですか。だいいち、部分やせは不可能。ほんの一部分を小さくするために、全身がやせてしまいます。

やせていると言われても信じられない

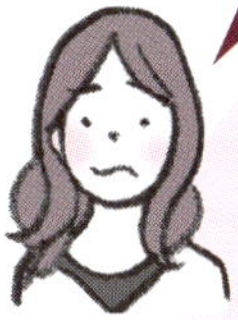

願望が強すぎるから

「やせたい」と思うあまり、やせることじたいが目的となってしまいます。他人から「やせている」と言われても、それを信じられず、満足できないのです。

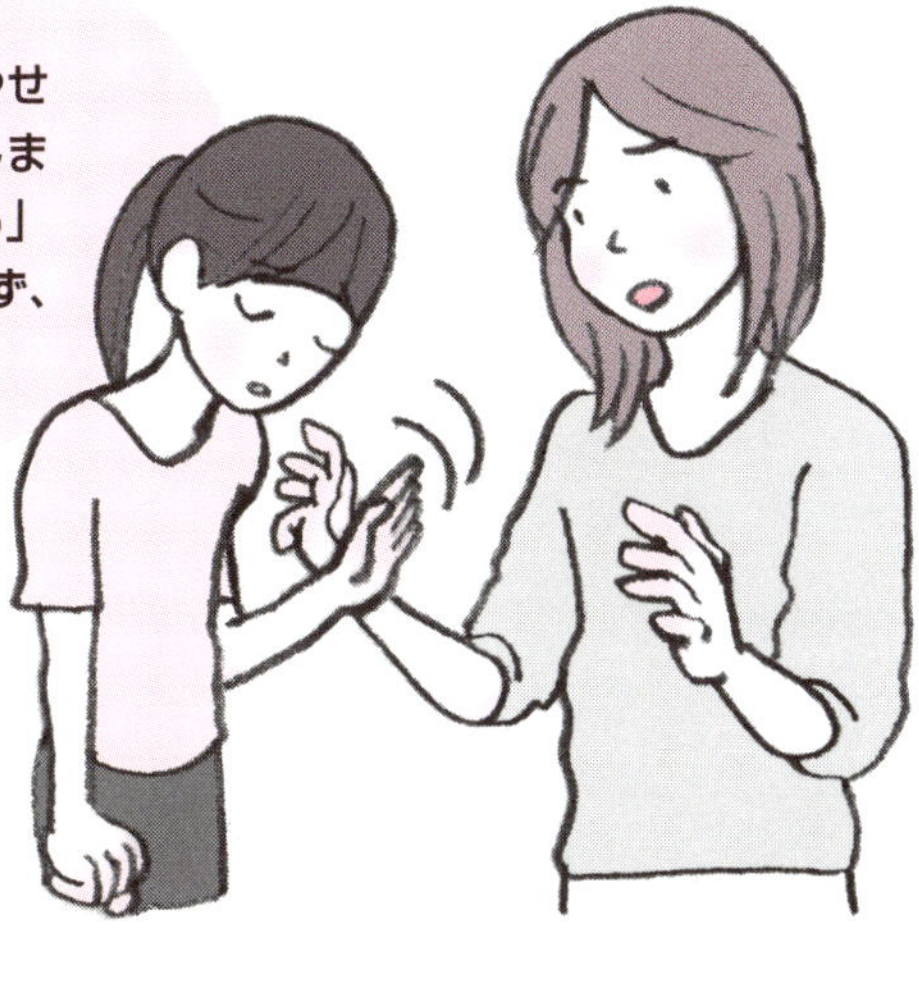

心配して言ってくれている言葉に、うそはない

扉3

食事をとる

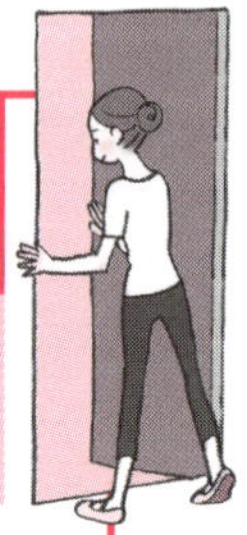

ご飯は病気を治す「薬」だと考える

拒食症の人も過食症の人も、食事の習慣や内容が乱れていて、栄養バランスがくずれています。多くの人は主食をとっていないため、炭水化物が足りていません。主食は本当に大切なのです。

食生活を変える

漠然と食事のバランスを整える、といっても難しいかもしれません。「なにを」「いつ」「どのくらい」食べるか、細かく見直して、少しずつ修正していきます。

量

今より1.2倍に

最初は、現在食べている量を10として、主食を中心に2割増しにして、まずは1週間続けます。その量が食べられるなら、その時点の量を10として、また1.2倍に増やします。

続けるうちに体重が増減をくり返します。平均して1週間で0.5～1kg増える食事量をめざします。

回数

1日3回に

現在の食事の量や回数に合わせて調整しながら、朝、昼、夕の3回の食事をします。

1日に1回しか食べない人は2回に増やし、できるようになったら3回にします。一度に少量しか食べられない人は、食事の回数を4～5回に増やしましょう。その代わり、時間と量を決めて、空腹感がなくても食べる習慣をつけます。

必ず主食をとる

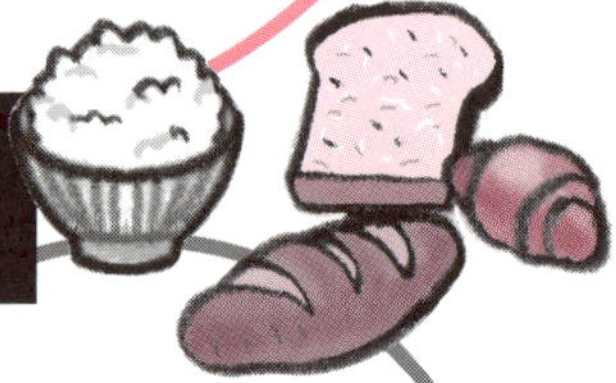

内容

バランスよく

ご飯をはじめ、肉類、揚げ物、甘いものなど、太りやすいといわれる食品を極端に減らしているケースがほとんどです。

まずは、主食を増やします。そして、ほかの食品は苦手な順にリストに書き出し、いちばん下の食品（いちばん苦手な度合いが低い食品）から、食べる練習を始めましょう。

苦手リスト

1 揚げ物
2 油の料理
3 肉
4 甘いもの
5 いも類 ←これから

まず主食をとることから始めよう

ご飯（米類）やパン、めん類などの主食を、太るからと控えている人もいるでしょう。「食生活を変えよう」と決心したなら、主食のとり方を見直しましょう。

ご飯をまったく食べていないなら、ひと口からでもかまいません。少しずつ食べる量を増やしていきます。摂食障害の治療では、主食は「薬」です。体重を回復させるだけでなく、主食に多く含まれる炭水化物は、脳で重要な働きをするセロトニンをつくるために必要なものです。

炭水化物は薬

ご飯を食べることに抵抗感があるなら、ご飯をご飯と考えず、摂食障害を治すための薬だと考えて食べましょう。炭水化物が足りないと、脳の働きに重要なセロトニンが分泌されません。

トリプトファン

↓

セロトニン

必須アミノ酸が材料

セロトニンはトリプトファンからつくられます。その材料は必須アミノ酸。大豆、乳製品、鶏卵などに含まれます。

産生するのが炭水化物

トリプトファンからセロトニンを産生するのに炭水化物が必要。ご飯（米類）、パン、いも類に含まれます。

促進するのがビタミンB_6

セロトニンの産生を進めるのがビタミンB_6。魚類、豆類、玄米に豊富です。

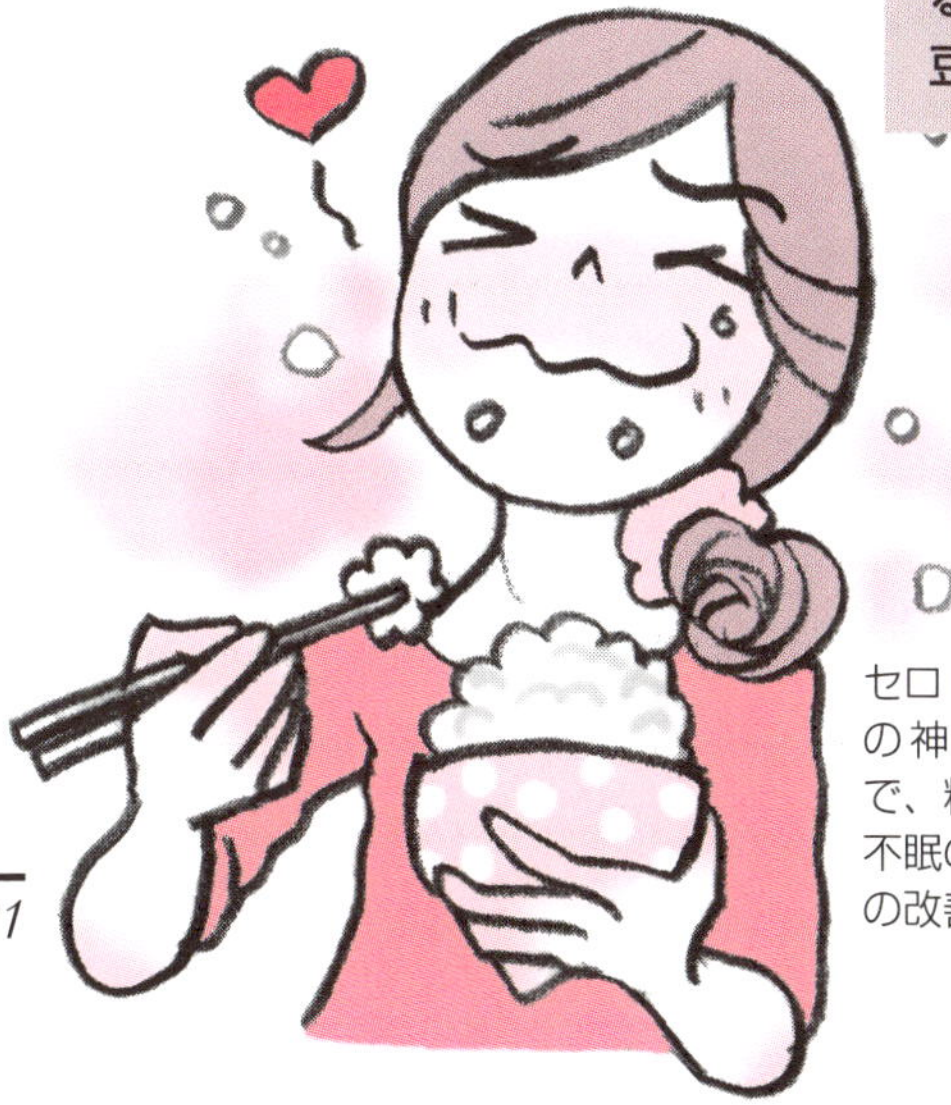

セロトニンは脳内の神経伝達物質で、精神の安定や不眠の改善、うつの改善をもたらす

最初は急激に体重が増えるが……

食事量を増やしはじめると、突然体重が増えることがありますが、これは一時的な現象です。

量が増えたことで、一時的に体に水分がたまってむくむからです。尿量が増えると治まります。すると、水分が抜けたぶん体重が減り、結果的には体重の増加分はわずかだとわかります。あわてずに、食事の改善を続けましょう。

扉4

記録をつける

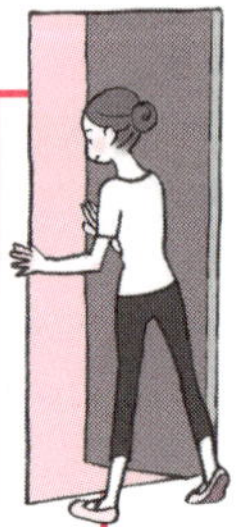

食事日誌をつけて改善点をみつける

食事日誌は、食事の内容や過食や嘔吐に関することを書きだすものです。記録することで、食習慣を含め、自分の状態を客観的にみられるというメリットがあります。きっと改善点がみつかるでしょう。

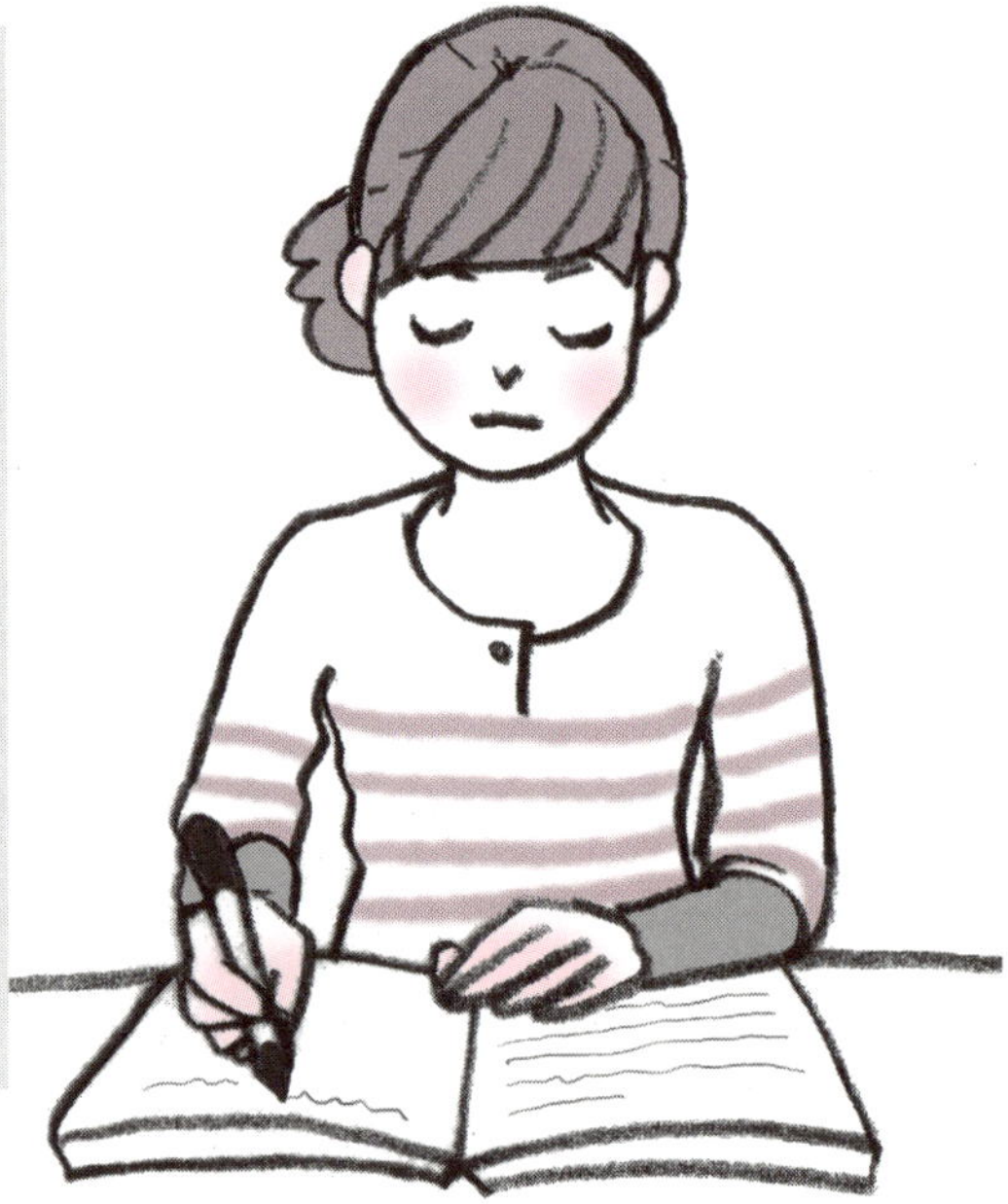

食事日誌は書くことが大事だが、それを見直すことも大事

食事の状態をあいまいにしないために

食生活を変えたいと漠然と思っているだけで具体的な問題点がみえていないなら、食事日誌をつけるといいでしょう。

食事日誌には、食べた時間や食事の内容、量などを記録します。食事の内容を確認し、正しい食習慣を身につけるのに役立ちます。

過食したきっかけや理由、嘔吐の回数、下剤の使用量、さらにその時の気持ちなども記録します。

すると、気持ちの変化と食事の関係を客観的にみられるようになります。体重だけではなく生活全般の状態がみてとれ、改善すべき点が具体的にわかるのも食事日誌のよいところです。

食事日誌からみえること

記録をみながら、下記の項目をチェックしてみましょう。

- □食事の量が多いか少ないか
- □食事に費やす時間が多いか少ないか
- □嘔吐や下剤の使用が多くないか
- □過食のきっかけ
- □過食の内容
- □食事の習慣や内容が改善されているか

食事日誌をつける

何時になにを食べたか、まとめ書きせず、そのつど記録していきます。食に関する行動や、その時の気持ちもできるだけくわしく書いておきましょう。

		月　日 (　)	月　日 (　)	月　日 (　)	月　日 (　)	月　日 (　)	月　日 (　)	月　日 (　)
空腹感								
満腹感								
1日の食事内容を記入	朝							
	昼							
	夕							
	間食							
過食の回数（回）								
過食の時間 (　時から　分間)								
なぜ過食したのか								
嘔吐（回）								
下剤（錠）								
便回数								
睡眠時間								
月経								
体のことで気になること								
今日1日の反省		(　)	(　)	(　)	(　)	(　)	(　)	(　)

その日、空腹感や満腹感があったかどうかを記入

・食べた時間と内容を記入
・飲んだものも記入
・摂取カロリーは記入しなくていいが、数量は記入する

拒食症の人も過食があれば記入する

考えられるきっかけがあれば記入

回数と使用量を記入

改善点の達成度も100点満点で点数をつける

扉5

過食をやめる

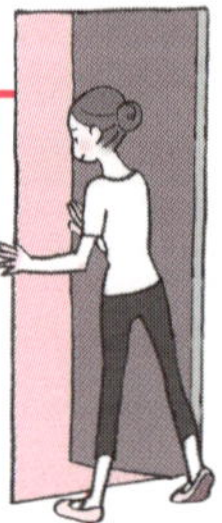

毎日一〇〇円ずつ「過食節約貯金」にまわす

過食のやめ方は、食べなければいいというものではありません。リバウンドを招かないように、ゆっくりやめていきます。モチベーションを保つには、過食しなかったぶんを貯金するのも手です。

一日三回の食事は必ずとる

過食をしてしまう人は、食事の量が少なく、内容が偏っていたり、回数を減らしたりしています。

衝動的に過食するのを止めたいなら、食べなければいいというものではありません。まずは朝、昼、夜の食事を規則正しくとるようにします。一日一食なら二食に、二食から三食へと段階的に整えます。規則正しく食べるほうが、過食の衝動を抑えられるようになるのです。

同時に、過食の量や回数を減らす工夫に取り組み、少しずつ過食する日数を減らしていきます。

過食節約貯金をしよう

過食は心身に悪影響を及ぼすだけではなく、費用もかかります。そこで、過食を減らしたぶんを貯金する「過食節約貯金」がおすすめ。効果が実感できますし、自分にも“ごほうび”をあげられます。

①過食タイムを1回にする

1日に何度も過食する人は、まず1回に減らすことをめざします。1日のうち「過食してよい時間」を決め、その時間帯だけにとどめます。

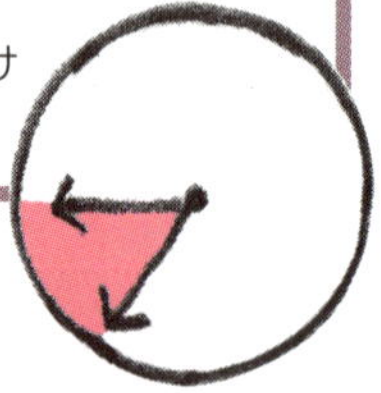

午後7～9時だけが過食タイム

②過食タイムを10分ずつ減らす

過食を1日1回にできたら、時間を少しずつ短くしていきます。一度に減らす時間は5～10分程度でかまいません。

③過食タイムのない日をつくる

過食タイムが1日30分以内に抑えられるようになったら、1週間に1日、過食をしない日をつくります。あせらず、少しずつ過食しない日を増やしていきます。

ういたお金を貯金

たとえば、1回の過食に1000円かけていたとしたら、900円として100円を貯金します。

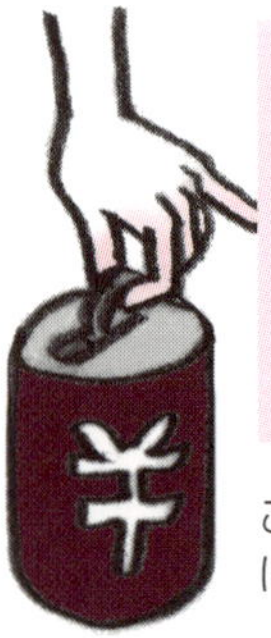

ごほうびは食べ物にしないで

過食の改善法

①1日3回の食事をきちんととる
②主食の炭水化物を必ずとる
③おなかが空いた状態で買い物に行かない
④過食しそうなものを日ごろから家に置かない、買わない
⑤食事はひとりで食べない。部屋に閉じこもってひとりで食べない
⑥1回の食事に必要なぶんだけ調理する
⑦料理を小さい皿に盛り、大盛りにしない
⑧食事の10～30分前にコップ1～2杯の水をゆっくり飲み、空腹感をまぎらわせる
⑨食事のときにはよくかみ、20分以内に食べ終えないようにする
⑩食事のあと、嘔吐しない、下剤を使わない
⑪体重は毎日はからず、週1回にする
⑫過食の時間をふさぐため、夜と週末の計画を立てる

つけあわせなど、彩りよく美しく盛り付けることも満足感につながる

緊急事態！ 過食しそうになったら

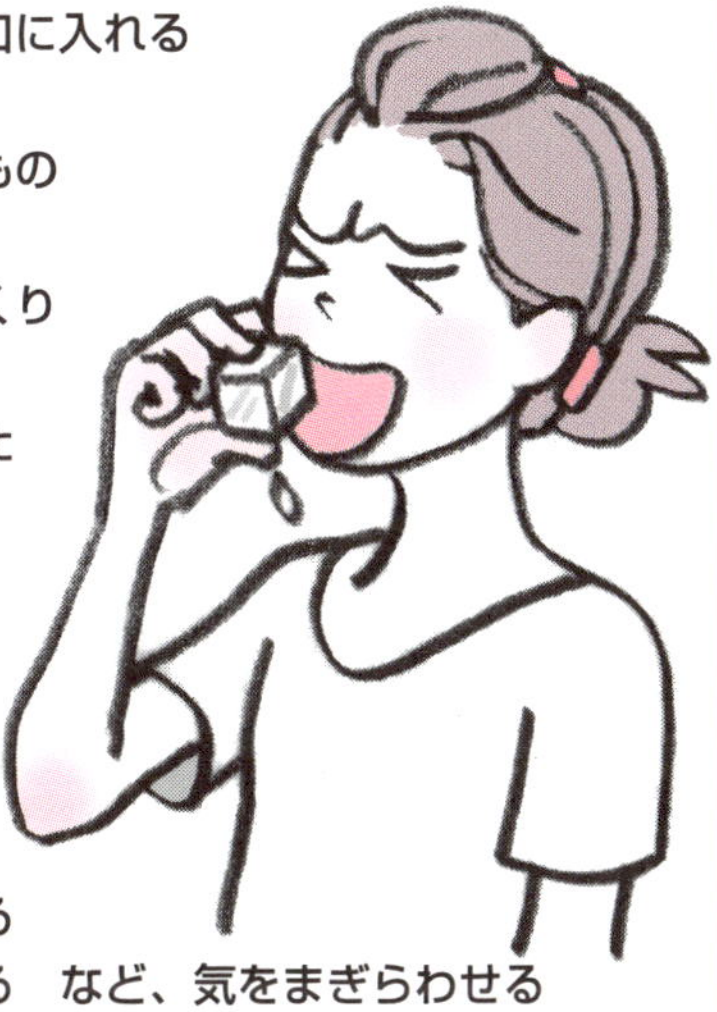

❖代わりのものを口に入れる
- 氷
- なにか酸っぱいもの
- チューインガム
- フルーツをゆっくり食べる
- 製氷皿で凍らせたジュースの氷をゆっくりなめる

❖歯をみがく
❖散歩する
❖爪をみがく
❖新聞や雑誌をみる
❖友達にメールする　など、気をまぎらわせる

注意！ いきなりがんばらない

いきなり過食をゼロにしようとするとリバウンドを招き、「1回過食しちゃったからもうダメだ」とあきらめる原因に。ゆっくり減らしていくと、「失敗しても、もう一度始めればいい」と考えられるようになります。くれぐれも、あせらないでください。

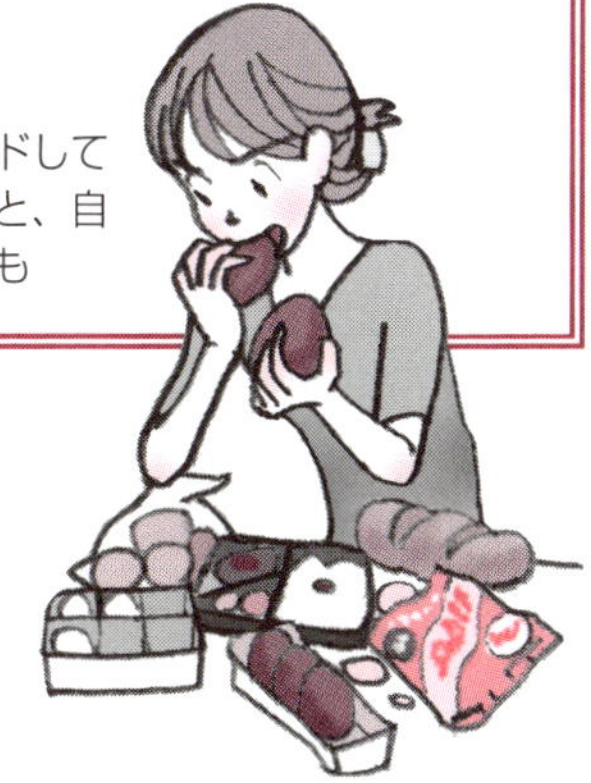

リバウンドして過食すると、自己嫌悪にも

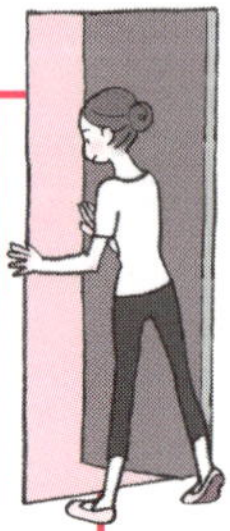

扉6 嘔吐をやめる

嘔吐や下剤の使用を少しがまんする

摂食障害では、嘔吐が習慣化している人や、下剤を常用している人が少なくありません。これは過食症の人だけでなく、拒食症の人も同様です。やめるには本人のがんばりと正しい知識が欠かせません。

吐くのをやめれば過食は止まる

摂食障害では、体重増加を抑えるため、あるいは食べ過ぎたぶんを排出するために嘔吐したり、下剤を乱用しています。体外に排出すれば過食を帳消しにできると誤解しているため、過食後の嘔吐が続きます。

これを断ち切るためには、吐くまでの時間を少しずつ延長する練習をします。最初は五分ぐらいから始め、徐々にがまんする時間を延長していき、一時間ぐらいになれば、嘔吐しない日をつくります。そしてこれを増やしていきます。下剤の使用量もいきなり減らさず、一週間単位で少しずつ減らしていきます。

過食と排出行動の悪循環

本人は「ただの食べ過ぎ」と思っているかもしれません。食べたものは、嘔吐や下剤によって体内から排出すれば実際には太らないと考えます。そして、吐けば吐くほど過食が増えていきます。

過食

下剤
便秘のために処方された下剤を乱用する。過食したものを排出できると思い、頻繁に、あるいは大量に服薬する

脱水になる
下剤によって排出されるのは体の水分。脂肪は減らない。便秘やむくみやすい体質の原因になる

嘔吐
のどに指を入れたり、大量の水を飲んだりして、食べ物を吐く。過食よりも先に嘔吐から発症する人もいる

栄養不足になる
過食してもすぐに排出するので、栄養分が吸収されない。本人は太らないと思う

漸減法

下剤をやめる
むくみ・イライラにめげない

①1週間ごとに1日の使用量を減らす

下剤使用を突然中止すると、むくみ、便秘などの症状がドッと出て、失敗を招きます。たとえば1日3回、10錠ずつ飲んでいる場合、最初の週は1回の量を8錠にして、翌週は1回6錠に……という具合に、1週間単位で少しずつ減らしていくとよいでしょう。

②下剤の弊害を知る

下剤は便といっしょに大量の水分を排出させるため、体が脱水状態になります。カリウムなども失われ、ときに命にかかわる事態を招くこともあります。

↓

むくみが起こってくるが……

脱水状態が長く続いたため、体が水分をためこもうとして、一時的にむくみが出て、体重が増えます。ただし、尿量が増えて体内の水分バランスが整ってくると、むくみが解消して体重も減るので、あせらないで。

便秘が心配でも……

下剤の強い刺激に腸が慣れてしまうと、腸の運動が弱くなって便秘を起こしやすくなります。食物繊維の多いものを食べたり、適度に体を動かしたり、規則正しくトイレに行く習慣を身につけましょう。

嘔吐、下剤をやめる方法

どちらも、本人の「やめる」という強い気持ちとがんばりが欠かせません。また、嘔吐や下剤が体によくないと理解することが、がんばりを後押しします。

遅延法

嘔吐をやめる
5分間、吐くのをがまん

①嘔吐によって起こる症状を自覚する

胃液によって、食道炎や虫歯が起こります。また、嘔吐で体内のカリウムやナトリウムなどが出てしまうため、疲労感、脱力感などを招き、ひどいときは不整脈、心不全の危険が出てきます。

②吐く回数を1回でも少なくする

がまんする時間を少しずつ延ばし、1時間がまんできるようになったら、吐かない日を1日つくるというように、嘔吐しない日を徐々に増やします。

吐きたい気持ちを抑えるには

◆家族や友人と同じ部屋で過ごす
◆短時間、友人に電話をする
◆友人にメールを送る
◆ゆっくり、爪をみがく
◆日記を書く
◆音楽を聴く
◆歌を歌う

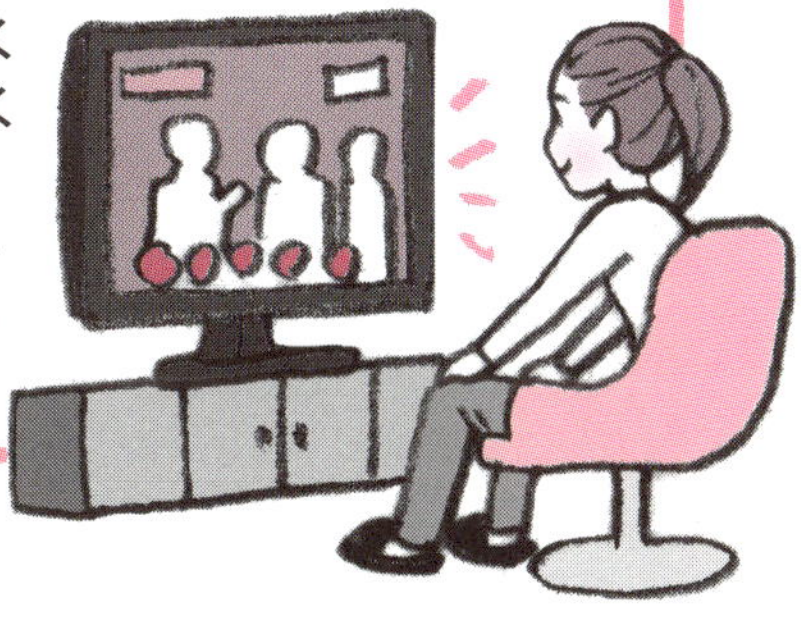

好きなテレビやビデオをつけるのもよい

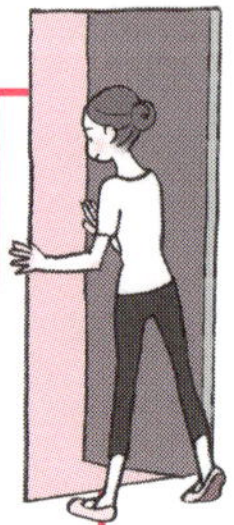

扉7

自己主張訓練

自分の感情をとらえて口に出す

摂食障害のある人は、自分の意見を言うのが苦手です。

他人の意見ばかり気にして自分の考えや感情をうまく表現できないと、言いたいことが言えず、気づかないうちにストレスをためてしまいます。

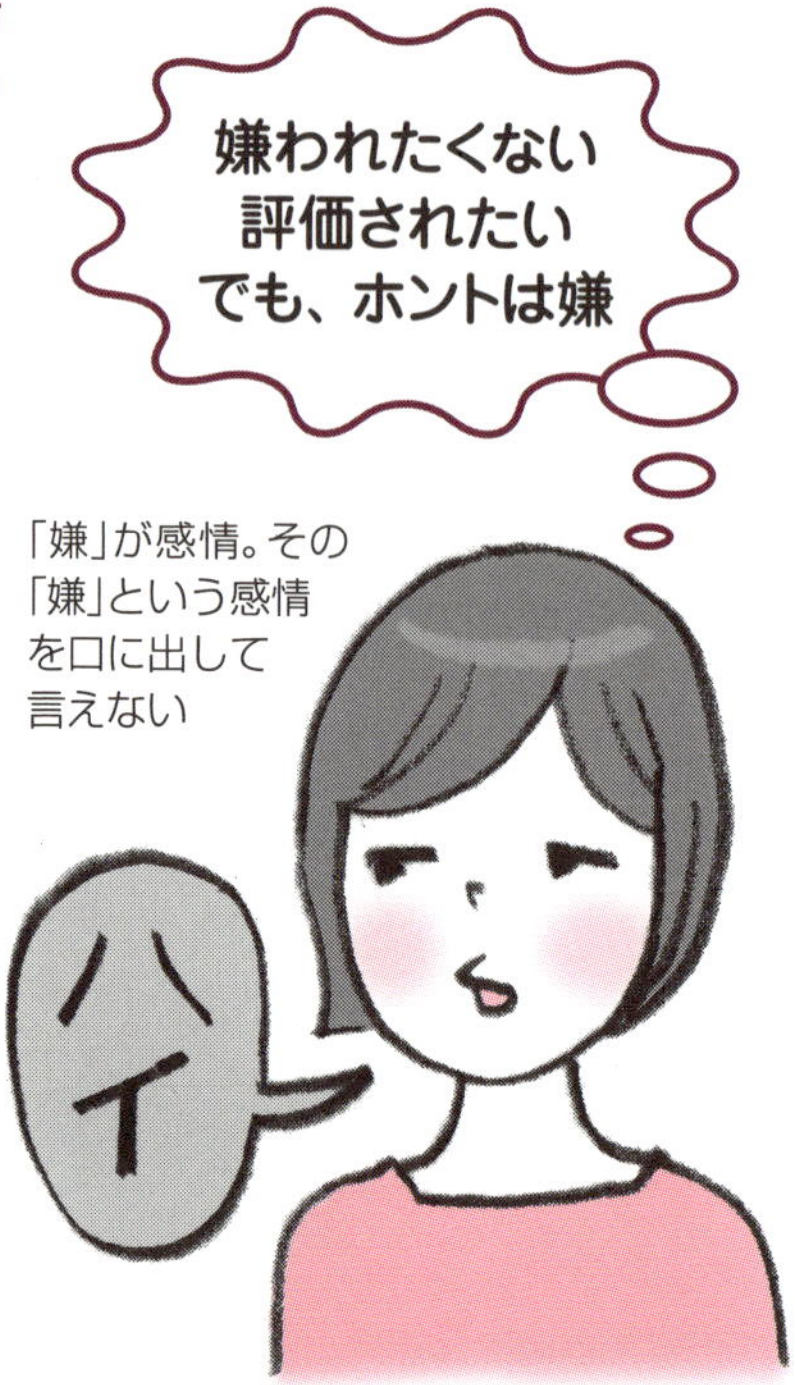
嫌われたくない
評価されたい
でも、ホントは嫌
「嫌」が感情。その「嫌」という感情を口に出して言えない
ハイ

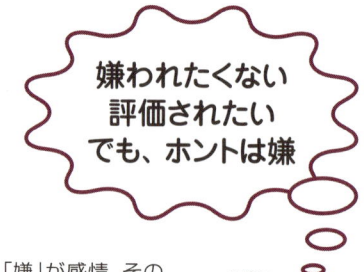

失感情症

感情や意見を口に出しストレスを減らそう

摂食障害では、他人の評価が気になって、自分の感情や意見を主張するのが苦手な人が多いようです。さらに「失感情症」といって、自分の感情を言葉にできず、わからなくなり、自分の意見も言えない状態に陥ることもあります。

自分の感情や意見を言えないと、しばしば自分の気持ちに反した状況になり、無理をしたり、ストレスがたまったりします。これが摂食障害を持続させたり、悪化させる要因になります。

本当はどう思っているか、自分の感情に目を向けましょう。その気持ちを言葉にして、相手に伝える練習をします。

自分の感情をとらえる

「こうしなければならない」と、理性で考えるのではなく、「自分はどう感じているか」をそのまま口に出す練習をします。

①できごとと、そのときにわいた感情を書く

日記をつけるなど、その日のできごとを記録します。「○○をしたが、本当は嫌だった」といった具合に、「どのように感じたか」をていねいにふり返ります。

↓

②感情の部分を口に出して言う

日記をつけつづけると、ふだんの生活でも自分の気持ちに気づきやすくなります。日記に書いた感情を、実際に口に出して言う練習をします。

自己主張訓練

自己主張を悪いことだと思っていませんか。しかし相手を傷つけずに自己主張することは可能です。他人を気にしすぎず、自分が思ったことや感じたことを、率直に言えるように練習します。

①なぜ他人に言えないか考える

他人に嫌われたくない、みんなによく思われたいという気持ちだけで、八方美人になっていないかどうか見直します。すべての人に好かれることが、本当に可能かどうかも考えてみましょう。

すべての人に好かれることはできない

すべてのことをうまくはやれない

②ホンネとタテマエを書いてみる

日記に、その日のできごとを書き出し、そのときに自分がとった行動（タテマエ）と、感じたこと（ホンネ）を書きます。

今日あったことに対しての

ホンネ＿＿＿＿＿＿＿＿＿＿

タテマエ＿＿＿＿＿＿＿＿＿＿

ホンネ＿＿＿＿＿＿＿＿＿＿

タテマエ＿＿＿＿＿＿＿＿＿＿

③ホンネを口に出してくり返し言う

ホンネの部分だけを音読します。「本当は、私は○○と思った」と口に出して何度も言いましょう。

④実際の場面で1つだけ言ってみる

１日１回だけでよいので、生活の中で、自分のホンネを相手に伝えましょう。

⑤言う回数を増やす

少しずつ、ホンネを言う場面・回数を増やしていきます。

思いきって「ノー」と言ってみる。「私は」を主語にすると言いやすく、相手を傷つけない

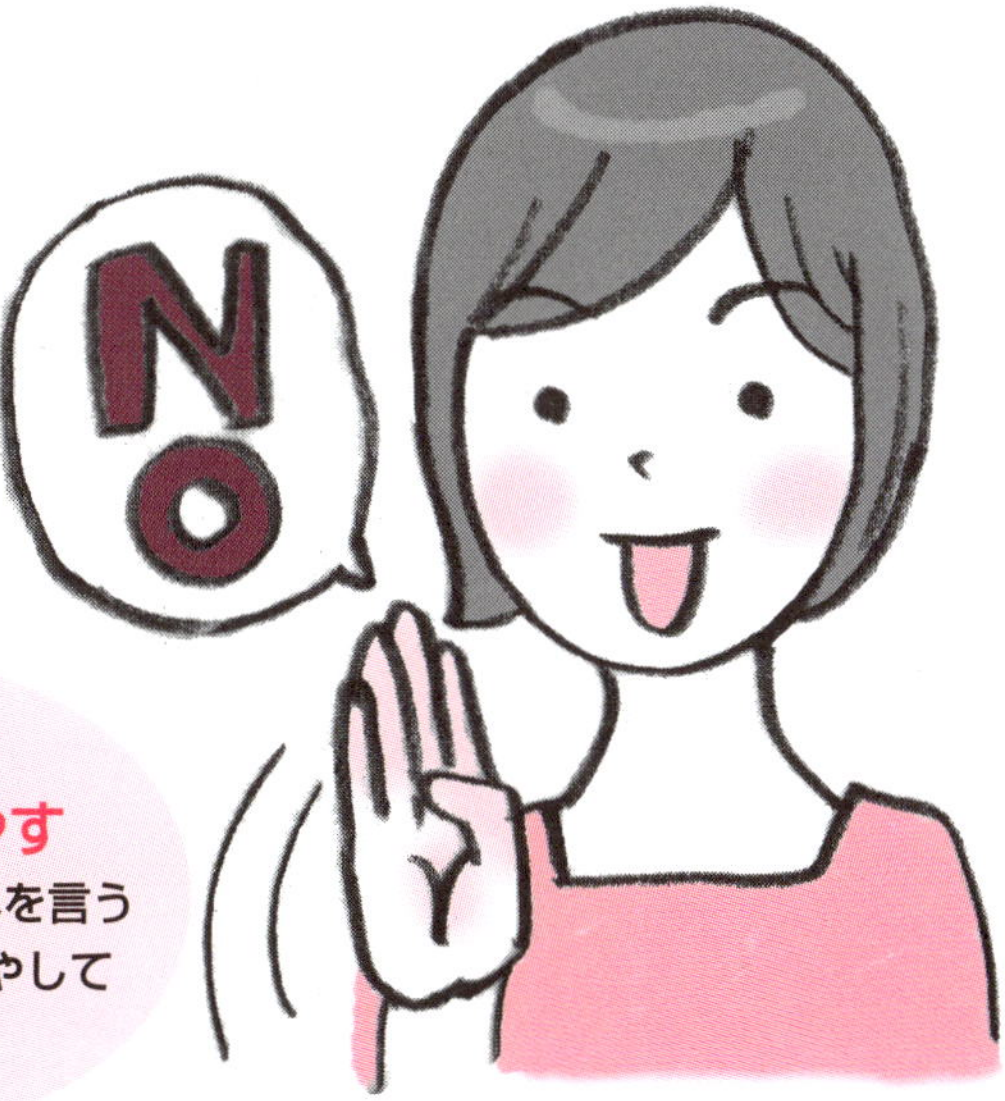

扉8

悩みを話す

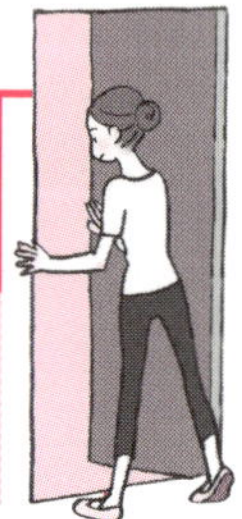

心を重くしていることを打ち明ける

悩みやつらさをうまく伝えられずに抱えこんでいると、気持ちに逃げ場がなくなってしまいます。この悩みやつらさを、食べることではなく、誰かに話すことで和らげることを考えましょう。

悩みを抱えないで

つらい気持ちは、抱えこんでいるだけでは解決できません。自分の気持ちを口に出すのは難しくても、まずは少しずつでも「話すこと」から始めましょう。

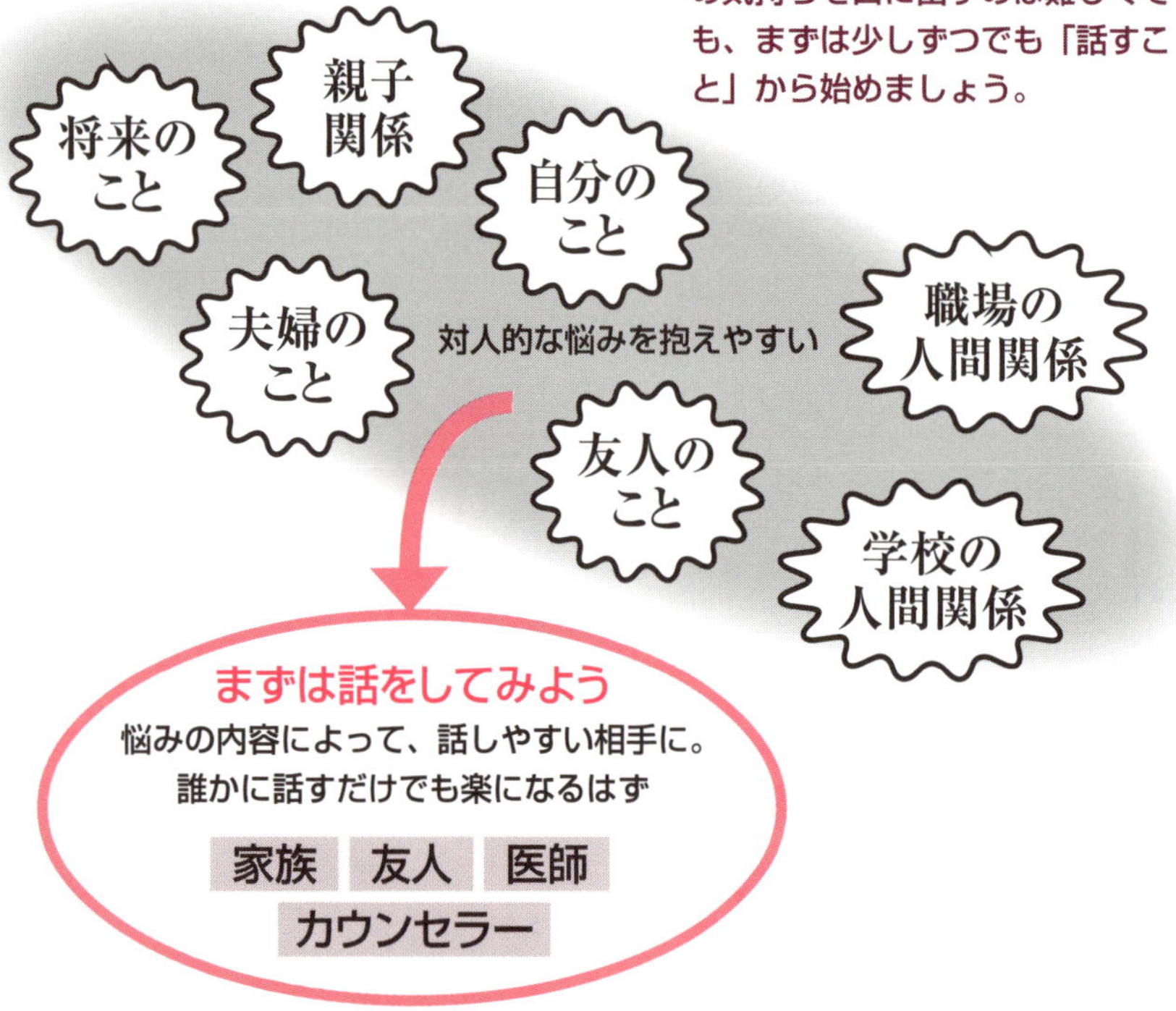
将来のこと
親子関係
自分のこと
夫婦のこと
職場の人間関係
友人のこと
学校の人間関係
対人的な悩みを抱えやすい
まずは話をしてみよう
悩みの内容によって、話しやすい相手に。
誰かに話すだけでも楽になるはず
家族
友人
医師
カウンセラー

心の葛藤や悩みを抱えやすい

摂食障害のある人は、悩みを抱えこみやすい傾向にあります。最初から「話してもどうにもならない」「相談してもしかたがない」とあきらめたりして、親やパートナーなど身近な人に相談できず、悩みを解決できません。

悩みがあると誰でも苦しくなりますが、とくに摂食障害では、悩みは回復を妨げることを知っておきましょう。

解決を求めず、ただ打ち明けるだけでも気持ちは楽になります。悩みを打ち明ける「相手」や「場」をもつことは、とても大切です。話しやすい人がいないか、まわりを見回してみましょう。

自助グループへの参加も

同じ悩みを抱える人や、摂食障害の経験者が集まる「自助グループ」があります。「つらいのは自分だけではない」と感じられたり、経験談から回復へのヒントに気づくなどのメリットがあります。

ルールを守って

- 参加者の話を批判しない
- 参加者の個人情報や討論で語られた内容を口外しない
- 症状の重さなど不幸自慢をしない

メリット

- なんでも話せる友人ができる
- 共感できる
- 孤独感、絶望感がうすれる
- 人のよい点と悪い点をみることが、より深い自己分析につながる

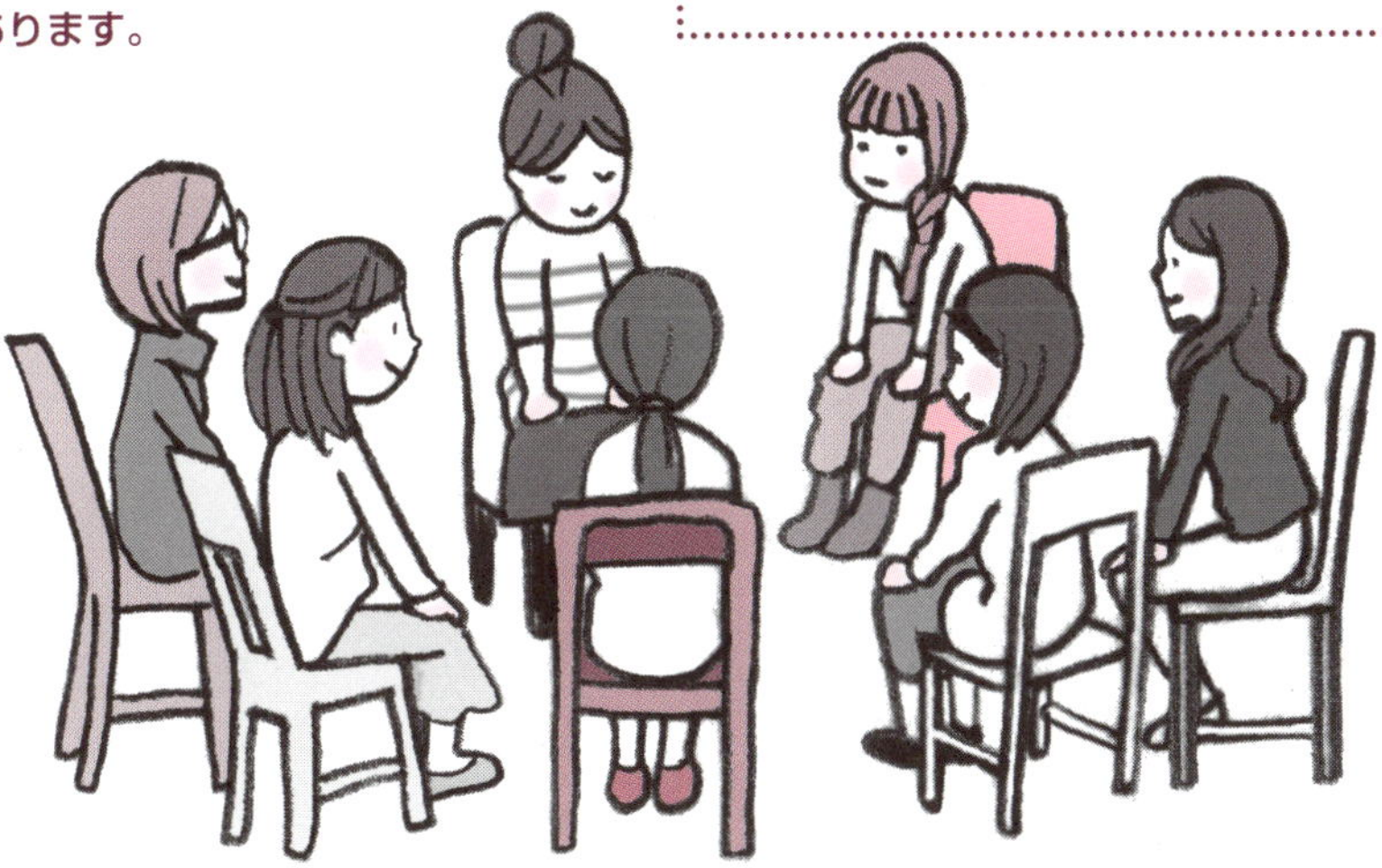

ほかの人の悪い言動をまねしてしまうなど、マイナス面もあることを意識して。悪い例を見習わないように

デメリット

- 人と自分を比較する
- 自分の症状は軽いと思う
- 放っておいてもまだ大丈夫だと考える
- 人の症状から、嘔吐や下剤の使い方を学んでしまう

グループの探し方

インターネット
参加者を募っている団体がある。個人情報の書きこみには要注意

出版物
集団療法を実施している病院や自助グループを紹介している書籍や雑誌

主治医
主治医に尋ねたり、通院している病院から紹介してもらう

精神保健福祉センター
各自治体にセンターが設けられているので、問い合わせても

COLUMN

「やせていると美しい」という考えは、ごく最近生まれたもの

「美しさ」は時代で変わるものだが……

私たちの歴史では、やせているよりも、ふくよかなほうが美しいとされていた時代がじつはずっと長いことをご存じでしょうか。美術史に残る名画にも、ふくよかな女性が美の象徴として描かれています。

この流れが変わったのは、ごく最近、二〇世紀も半ばだといわれています。ところが、「やせていることが美しい」という価値観は、またたく間に若い女性を中心に浸透しました。雑誌やテレビでは、ほっそりしたモデルが最先端の「おしゃれ」を宣伝しています。子ども用のおもちゃの人形やアニメーション映画に登場するヒロインも、現実では考えられないくらい細いウエストをしています。

現代の女の子たちは、「やせているのが美しい」という刷り込みを受けながら成長している、といっても過言ではないでしょう。

やせ過ぎ問題に取り組みはじめた各国

しかし、「やせ礼賛」の延長線上には、摂食障害をはじめ、深刻な健康問題があります。最近、「行き過ぎたやせ礼賛」を修正する動きも出てきました。

たとえば、フランスやイタリアでは、モデルのやせ過ぎを規制していますし、スペインでは、店頭のマネキンのサイズを規定するガイドラインを政府が作成しています。日本でも、「ぽっちゃり系」などの言葉が「かわいい」と結びつくようになっています。

「健康的なボディ・イメージ」や、「体形の個性」を、社会が見直しはじめているのです。

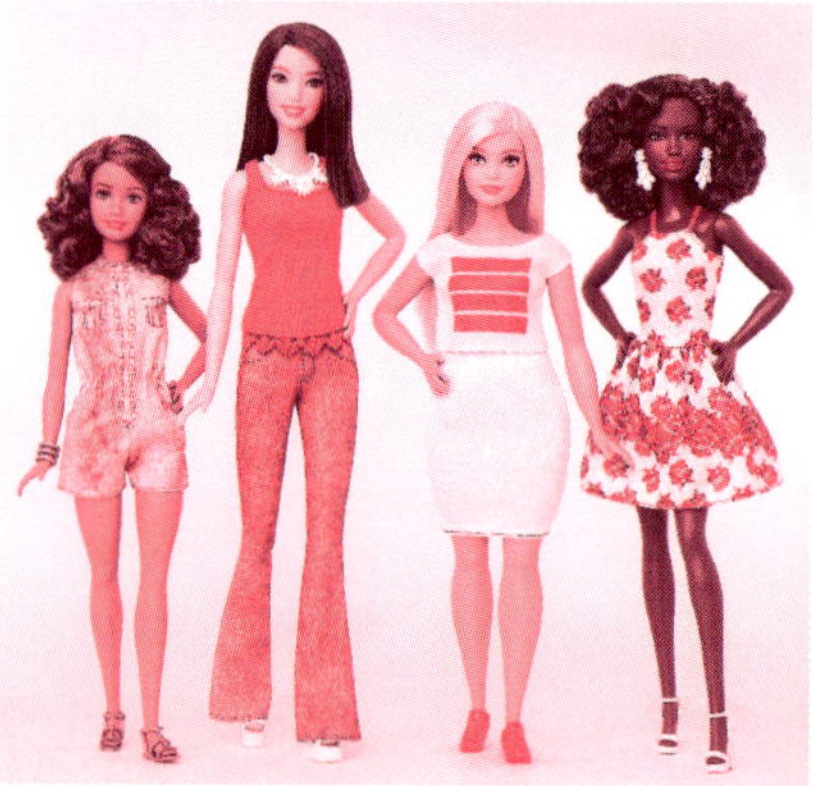

子ども用の人形でも、ぽっちゃり系、背の高い子、低い子、色の黒い子などが発売されている

写真協力:マテル・インターナショナル株式会社

2
拒食症と過食症を理解する

「やせていても、元気なのだから、心配ない」

「食べ過ぎても出してしまえば大丈夫」

……そんなふうに考えているのは危険です。

いずれ心や体に重大な影響が出るでしょう。

ときには命にもかかわる病気なのです。

どこまでがダイエットで、どこからが摂食障害かわかりますか。

病気の回復のためには、正確な情報を得ることが重要です。

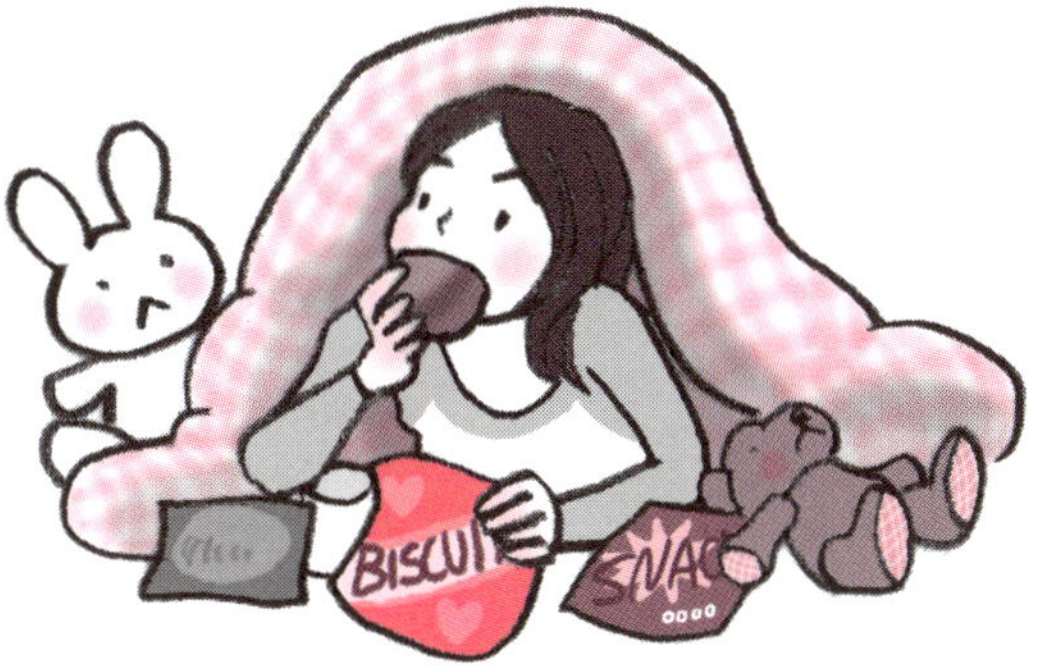

摂食障害とは

体重・体形のとらえ方や食べ方が異常になる

食べなくなる拒食症と、異常に食べてしまう過食症は、根底に共通する点が多い病気です。
また、どちらの病気も、本人が困難な状況になるものの治せる病気だという点もよく似ています。

摂食障害とは

症状から、大きく拒食症と過食症に分けられますが、拒食から過食を伴うようになるなど、症状が変化しやすいのが特徴です。

拒食症

太るものを食べるのを極端に嫌い、偏った食生活になります。非常にやせているにもかかわらず、「自分はやせていない」と思い込み、体重が増えるのが恐怖です。

自分の状況を病気だとは思わず、治療を受けたがらない人が多く、治療を始めても、途中で投げ出すケースが多くみられます。

医学的には「神経性○○症」

正式には、拒食症は「神経性やせ症」、過食症は「神経性過食症」とよばれます。どちらも、精神的なものが原因で起こる病気と考えられています。

共通の症状

食生活を厳しく制限して、体重を減らそうとします。

食べる量を極端に少なくすることや、嘔吐や下剤を使う排出行動などによって、体重の増加を防ぎます。

過食症

短時間に大量に食べるようになる症状です。食べたあとに、下剤や嘔吐で排出したり、あるいは翌日に極端な食事制限をして、体重を増やさないようにするのが特徴です。過食したあとは自己嫌悪感や無力感、うつ状態に陥りやすく、しだいに日常生活に支障をきたすようになります。

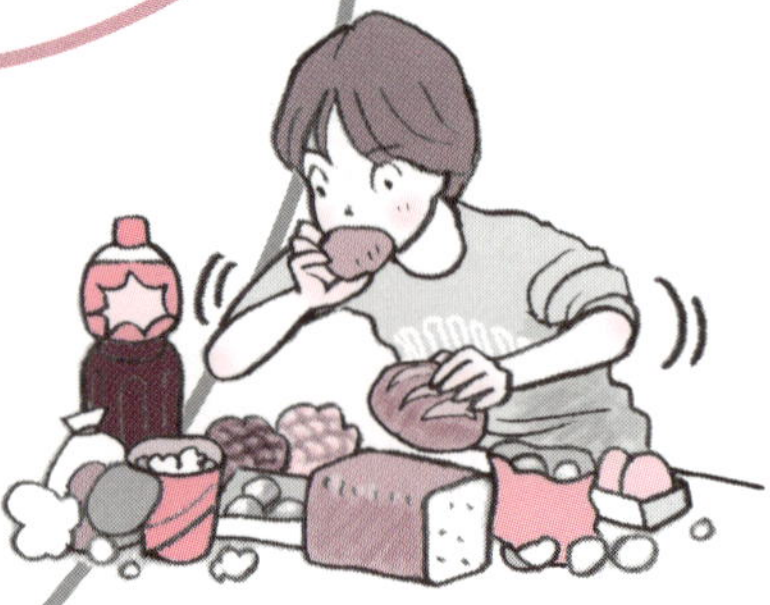

大量にものを食べる自分を
コントロールできない

現れ方は逆でも、同じ種類の病気

食事を拒み、どんどん体重が減っていく「拒食症」と、食べる衝動を抑えられず、大量に食べてしまう「過食症」は、一見まったく逆の症状のようです。

しかし、「健全な食行動をとることができない」「自分の体形へのこだわりや健康状態を正しく把握できていない」などの共通点があります。また、どちらも背景に太ることへの恐怖心や、やせたいという強い願望が潜んでいます。

そのため、拒食症も過食症も「摂食障害」という病気として診断・治療されています。

摂食障害は、偏った食生活による低体重や栄養障害のために体の病気を発症しやすくなります。また、必ず精神的な問題を伴います。

外見ではわからない

摂食障害があっても、やせているとは限りません。考え方と食べ方の異常として現れます。

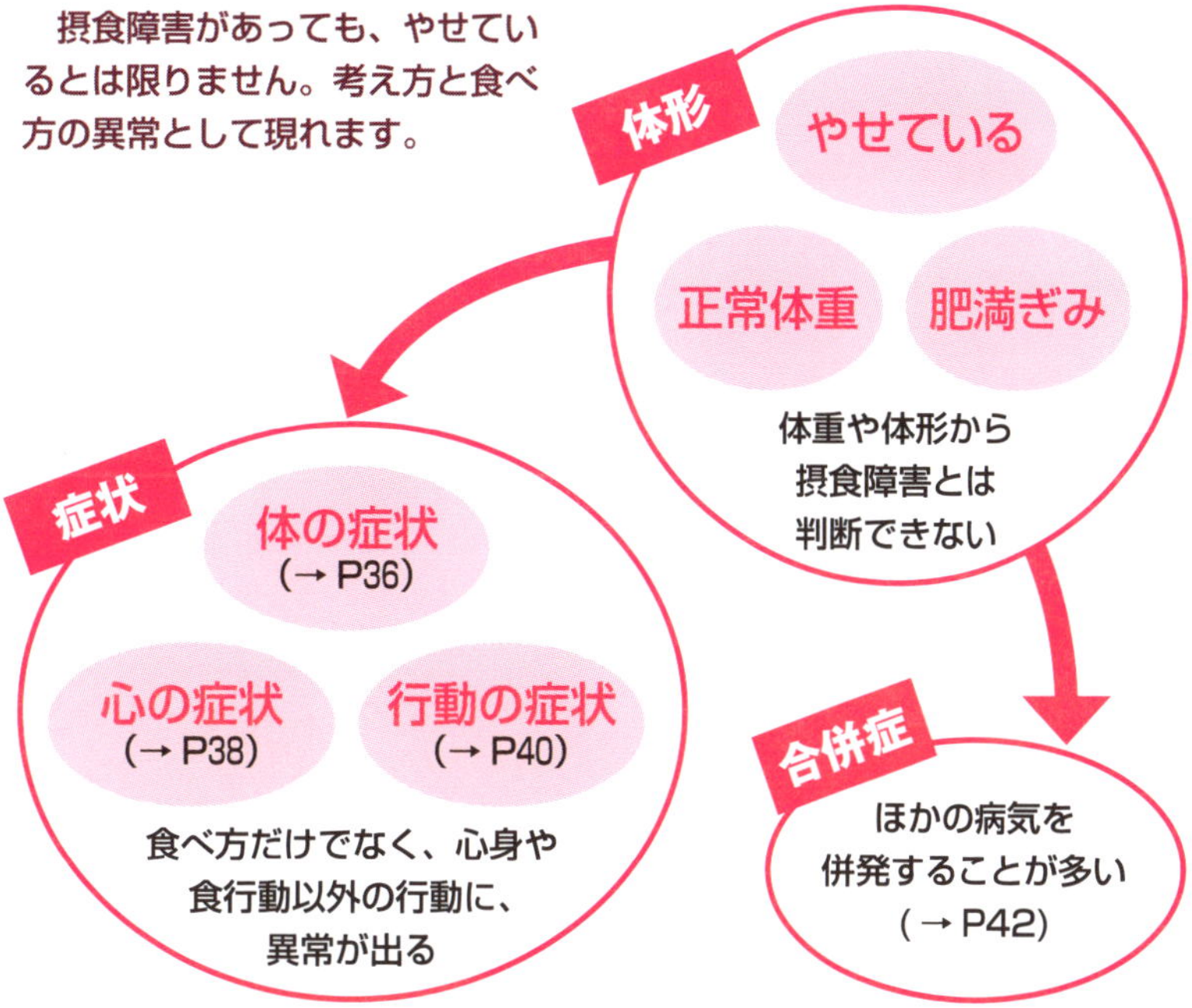

体形
やせている
正常体重
肥満ぎみ
体重や体形から摂食障害とは判断できない
症状
体の症状（→P36）
心の症状（→P38）
行動の症状（→P40）
食べ方だけでなく、心身や食行動以外の行動に、異常が出る
合併症
ほかの病気を併発することが多い（→P42）

こんな人は摂食障害予備群

以下のようなことがあれば、摂食障害と診断されなくても、放置していると悪化する危険があります。

- ダイエットで体重は減少しても正常範囲だが無月経になった
- ダイエットにより急激に体重が減り、40kg以下になった
- 体重は正常範囲だが、常に体重と食物のカロリーが頭から離れない
- 過食はないが、体重を減らすために嘔吐や下剤を使用する
- かんだ食べ物を飲み込まずに吐き出すことを長期間続けている
- 過食は診断基準（1週間に1回、3ヵ月以上）を満たさないが、長期にわたっている
- 過食しても排出行動をせず太っていく

体の症状

病的にやせて、低栄養・無月経になる

体を健康に保つのが難しいほどにやせてしまうと、その影響は全身に及びます。ほとんどの症状は体重が増えれば元に戻りますが、影響が長く続くと、完全には回復しない場合もあります。

体の症状

食の異常によるやせ過ぎや、過食に伴う排出行動は、体に悪影響を及ぼします。

病的にやせる
食べない、食べても排出するため、体重が激減する

電解質の異常
排出行動のため、低カリウム血症や低ナトリウム血症を生じる

血液の異常
赤血球、白血球、血小板などが減少する

脂質代謝異常
低体重なのに血中コレステロール値が上がる

ホルモンバランスの乱れ
低体重や栄養障害によってホルモン分泌低下が起こる

脳の異常
脳萎《い》縮《しゅく》や認知機能低下を生じる

月経を保つには体脂肪が必要

月経は女性ホルモンでコントロールされています。このホルモン分泌に影響を及ぼすのが、体脂肪。やせて体脂肪が減り過ぎると、女性ホルモンの分泌量が不足して、無月経になるといわれています。月経を保つには、最低でも一七%以上の体脂肪が必要です。

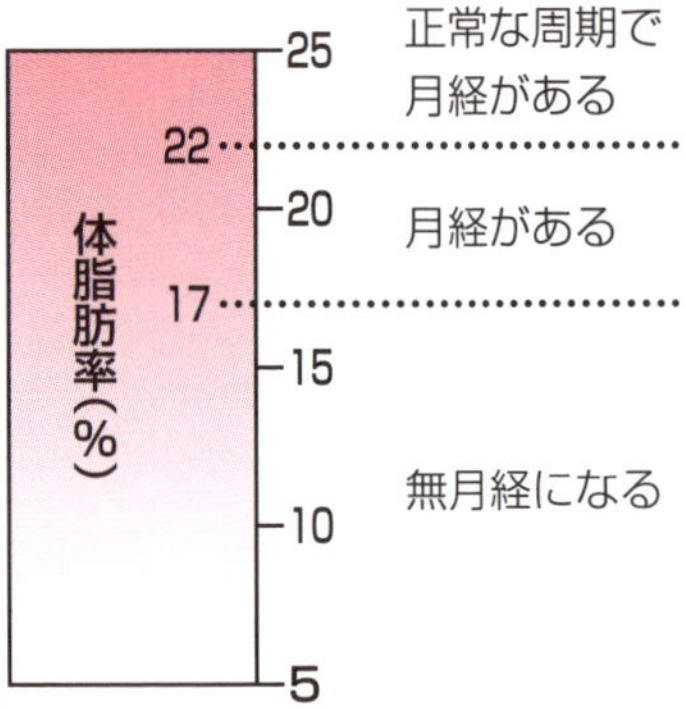

体脂肪率(%)
25
22
20
17
15
10
5
正常な周期で月経がある
月経がある
無月経になる

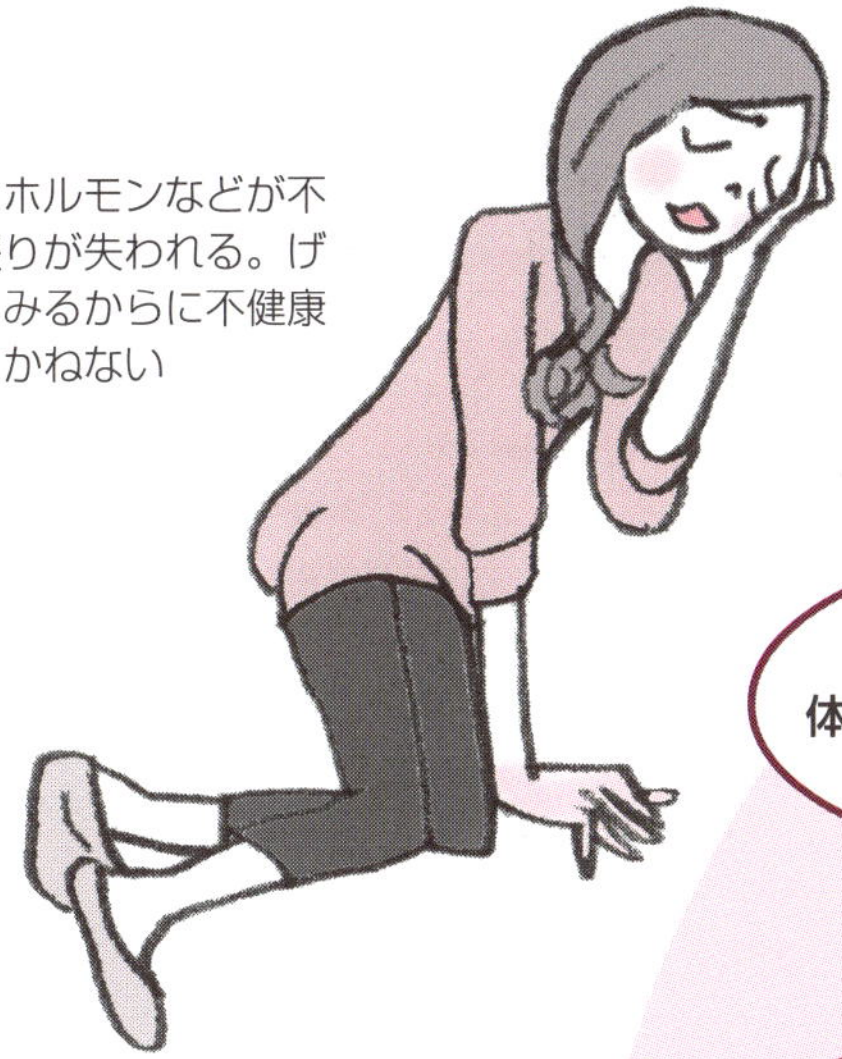

栄養、水分、ホルモンなどが不足し、肌の張りが失われる。げっそりして、みるからに不健康な印象になりかねない

骨折しやすい
骨のカルシウム不足のため、骨粗鬆症に

無月経
体脂肪率の低下により、3ヵ月以上無月経

むくみ
腎機能障害やホルモンバランスの乱れによる

肌と髪のトラブル
肌の張りがなくなる、しわ、脱毛、うぶ毛が濃くなるなど

活力がなくなる
体力低下、低血圧、低体温、徐脈《じょみゃく》（脈拍が1分間60以下に減る）など

虫歯
嘔吐の際、逆流した胃酸で歯を溶かす

体の病気につながるさまざまな症状

摂食障害で必ずといっていいほど現れるのが月経異常です。極端にやせると、月経が来なくなりますし、過食で体重はそれほど低下していなくても、月経のサイクルが乱れます。

病気が長引くと体の働きを支える栄養バランスやホルモンバランスが乱れ、全身に不調が現れます。動悸《どうき》や不整脈などの危険な症状が現れたり、腎臓や肝臓などの臓器にも影響が及びます。皮膚や髪のトラブルなど、女性にとってつらい症状も見逃せません。

過食に嘔吐を伴っていると虫歯ができたり、下剤の乱用があると電解質異常が起こったりします。

本来、容姿のために始めたダイエットが、こうした症状によって、逆に容姿にマイナスになることを、よく知っておきましょう。

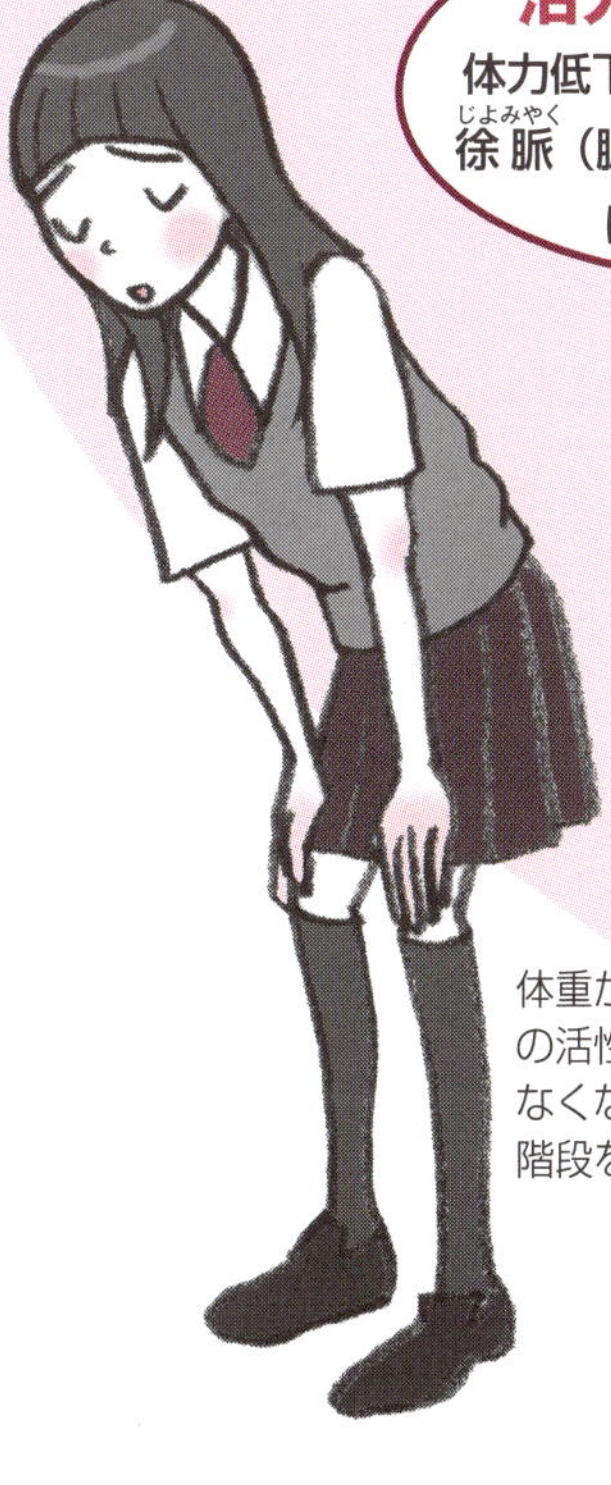

体重が減り、栄養が不足し、体の活性が失われるため、体力がなくなる。すぐに疲れてしまい、階段を上るのがしんどくなる

心の症状

体重が一〇〇グラム増えただけで絶望する

やせたい、太りたくないという気持ちが食行動異常を生じ、やせを招きます。したがって自分では異常にやせたとは認めません。現状を客観的にみられず、心身はむしばまれていきます。

心の症状

栄養状態の悪さは、不安や落ち込みなど精神面にも影響します。体重や食べ物にこだわり、過食嘔吐のあとに自己嫌悪や無気力になったりします。

認知の偏り
体重や体形のとらえ方が偏っている

やせ願望
やせているのに、まだやせたい

病識がない
自分は摂食障害という病気になっていると認めない

集中力が低下
低体重で栄養不足のため、考える力や集中する力がなくなる

肥満恐怖
拒食症、過食症とも、根底に太る恐怖がある

過食や嘔吐後に自己嫌悪
過食や嘔吐をコントロールできないことへの敗北感

独特のこだわりや極端な考え方

柔軟な考え方ができなくなる症状もよくみられます。ささいなことで自信をなくしたり、一つダメならすべてダメ、といった極端な考え方しかできません。

自分でも意味がないと思っていても、特定の動作にこだわらずにはいられなくなる人もいます。

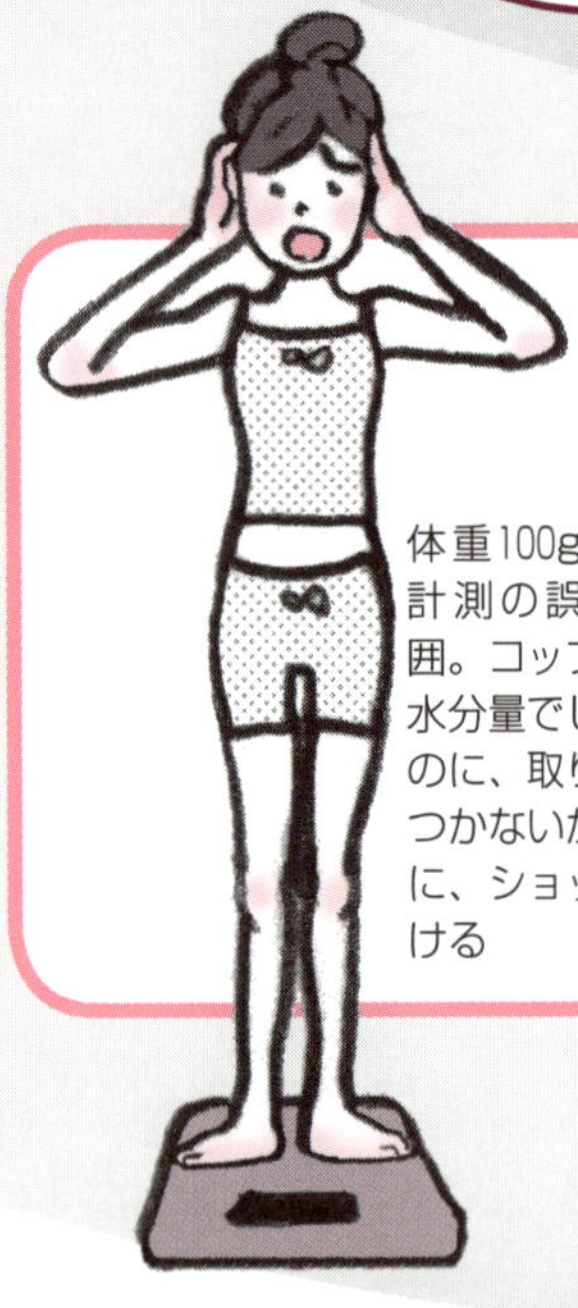

体重100g増加は計測の誤差の範囲。コップ半分の水分量でしかないのに、取り返しがつかないかのように、ショックを受ける

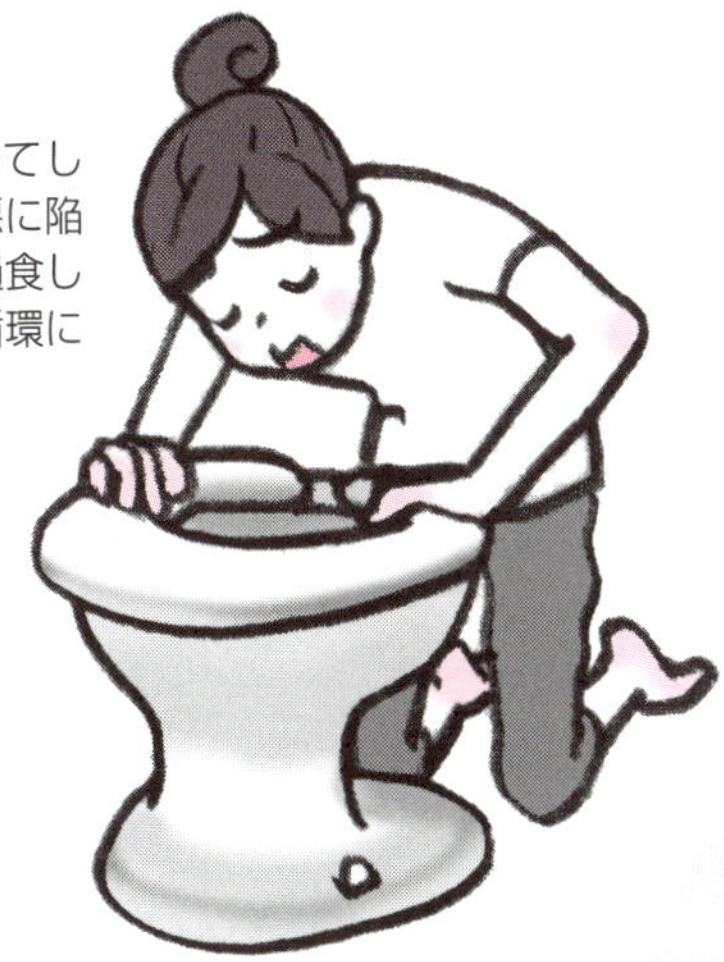

「また過食や嘔吐してしまった」と自己嫌悪に陥る。そのためまた過食してしまうという悪循環に

心への影響が大きく精神的に不安定に

心の症状で、最も大きいものは「太ることへの恐怖心」です。特に拒食症ではやせ願望と相まって太ることを極端に恐れ、体重が少し増えただけで「自分はダメだ」と絶望します。体重や体形を客観的にみることができません。

体重が増えることへの恐怖を心の底に抱えているため、いつも頭の中は食物のカロリーと体重のことでいっぱいです。そして体重の増減に一喜一憂するという不安定な状態になります。

一方で、やせによる低栄養が心のダメージを悪化させます。考える力がなくなって、集中力が低下し、いろいろな考え方ができなくなります。

イライラするために周囲の人とケンカしやすくなるなど、家族や対人関係にも影響が及びます。

精神不安定

イライラしやすい
栄養障害による影響もある。家族とのトラブルになることも

抑うつ傾向
気分が落ち込む

強迫傾向
食物のカロリー量や体重のことが頭から離れない

不安
体重増加や肥満への不安、恐怖が常にある

性格変化
過食や嘔吐が生じると、几帳面、まじめだった性格が、衝動的でがまんできない性格になる

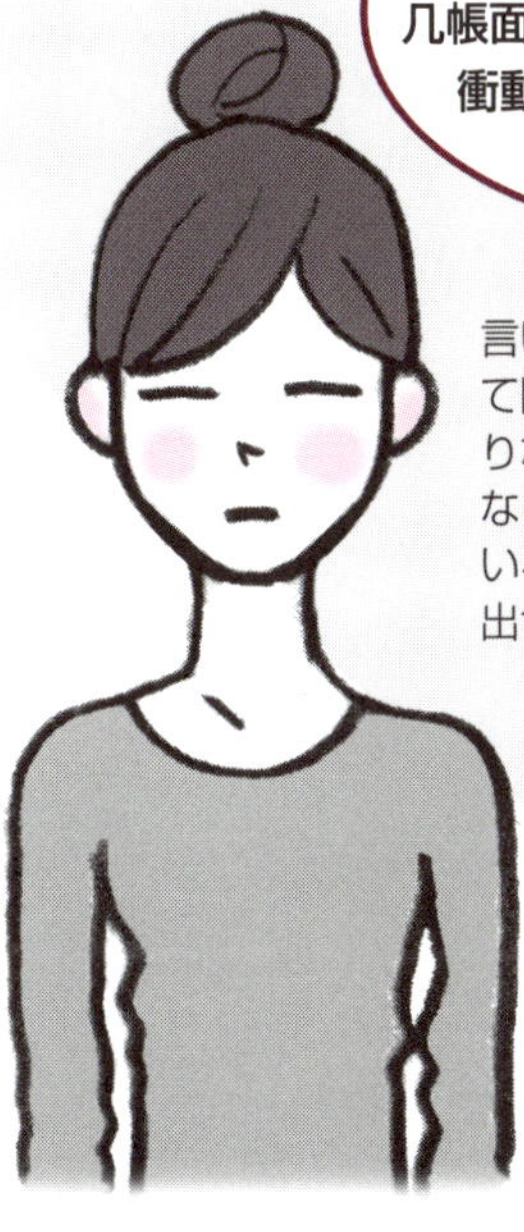

言いたいことをがまんして閉じこもる。喜びや怒りなどの感情を表に出さなくなる。これを続けていると自分の感情を口に出せなくなる

行動の症状

カロリー消費のため、むやみに動き回る

「食事を制限する」拒食症と「食べ過ぎる」過食症は、病名からみると、まったく違う病気のように感じるでしょう。しかし、行動面をみると、共通の症状が多くあります。

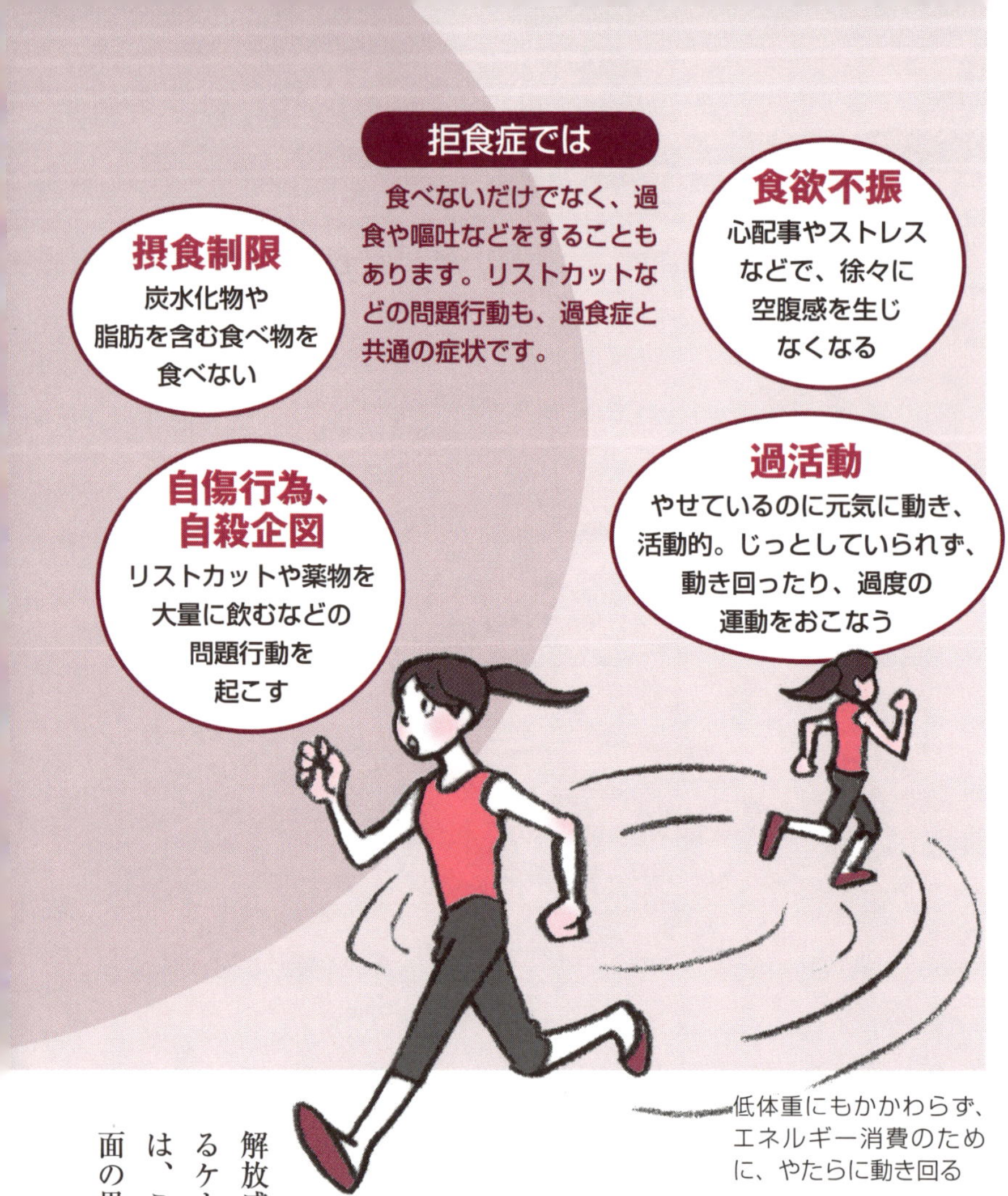
拒食症では
食べないだけでなく、過食や嘔吐などをすることもあります。リストカットなどの問題行動も、過食症と共通の症状です。
摂食制限
炭水化物や脂肪を含む食べ物を食べない
食欲不振
心配事やストレスなどで、徐々に空腹感を生じなくなる
自傷行為、自殺企図
リストカットや薬物を大量に飲むなどの問題行動を起こす
過活動
やせているのに元気に動き、活動的。じっとしていられず、動き回ったり、過度の運動をおこなう

低体重にもかかわらず、エネルギー消費のために、やたらに動き回る

拒食症、過食症とも共通の行動症状が多い

摂食障害では行動の変化として、まずは「食行動」が変わります。一見、食べ物を食べる・食べないの違いがありますが、拒食症でも「過食して嘔吐する」「隠れて食べる、盗み食いする」などを生じます。

さらにアルコールや薬物依存症、万引きなどの問題行動を伴うこともあります。

手首などを鋭利な刃物で切りつけ、ストレスからの解放感を得たり、自殺しようとするケースもあります。摂食障害では、このように、いろいろな行動面の異常を生じます。

過食症では

単なる大食いと違うのは、自分で食行動をコントロールできないことと、排出行動や問題行動を伴うことです。

かんで吐き出す
食べた物を飲み込まずに、ポリ袋などに吐き出して捨てる

過食
食べ始めると、途中で止められない

嘔吐
過食後に体重増加を防ぐため、過食を帳消しにしようとする

だらだら食い
休日は朝からずっと断続的に過食する人もいる

利尿薬乱用
体重を減らすため水分を排出する。利尿薬は入手しにくいので乱用は少ない

下剤乱用
拒食症・過食症ともに、体重を減らすために使用する

万引き
約3分の1の患者さんにみられる。内容は食べ物が多い

薬物乱用
精神安定剤など

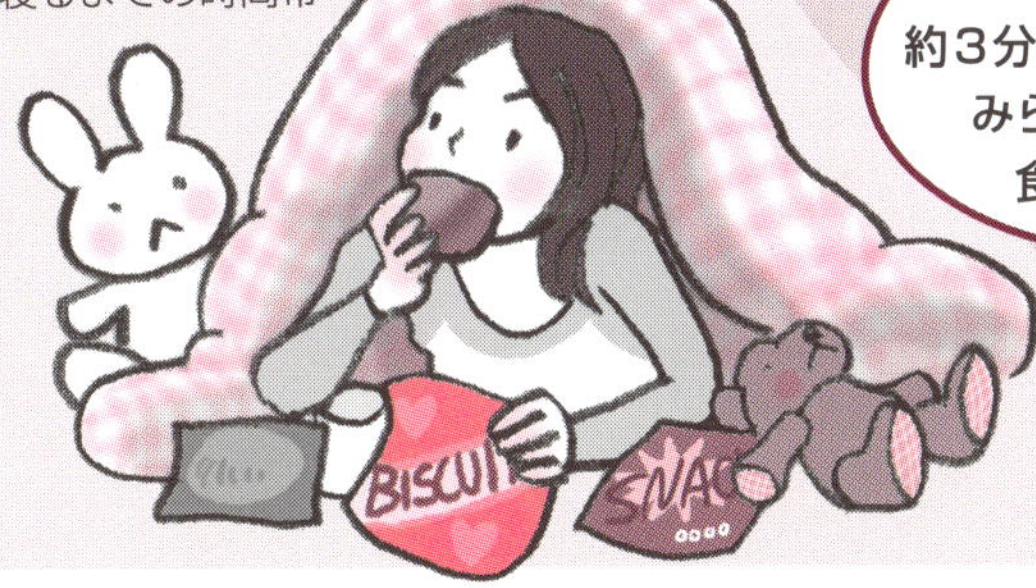
自室など人の目が届かないところで大量にものを食べる。もっとも多いのは、夕食後から寝るまでの時間帯

社会生活にも影響してくる

拒食症では、家族や友人と外食を楽しめなくなりますし、体重以外のことに関心がなくなるため、人づきあいがうまくいきません。周囲も、やせているのに異常に活動的な患者さんを敬遠するようになります。

一方、過食症では、うつ症状を伴いやすく、体形や人目を気にしてひきこもることもあります。

いずれの場合も、学校や職場など、社会の中でも孤立しがちです。

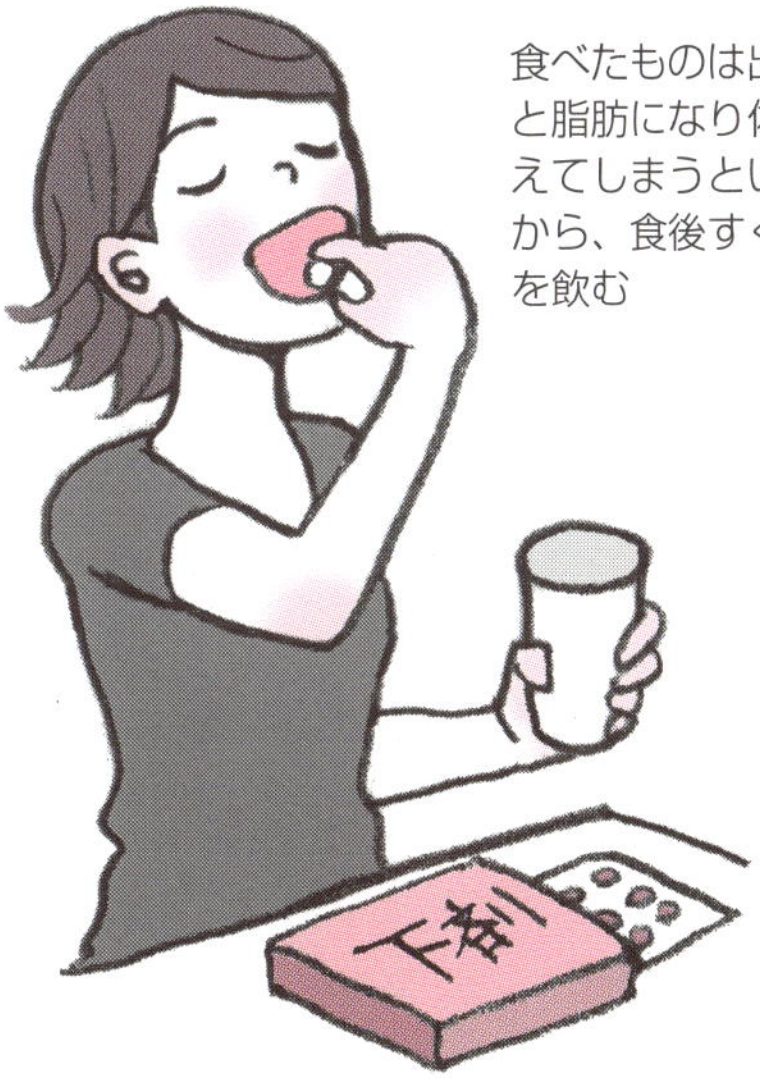

食べたものは出さないと脂肪になり体重が増えてしまうという恐怖から、食後すぐに下剤を飲む

合併症

患者の多くが心身の病気を合併してしまう

摂食障害では、心のバランスの乱れが体の変化を招き、体の不調がさらに心に悪影響を及ぼします。体の不調は生命を脅かす危険があり、心の不調は摂食障害の回復を遅らせる要因になりえます。

主な合併症

拒食症は過食症より合併症は多いのですが、内容においては共通している部分が多くあります。

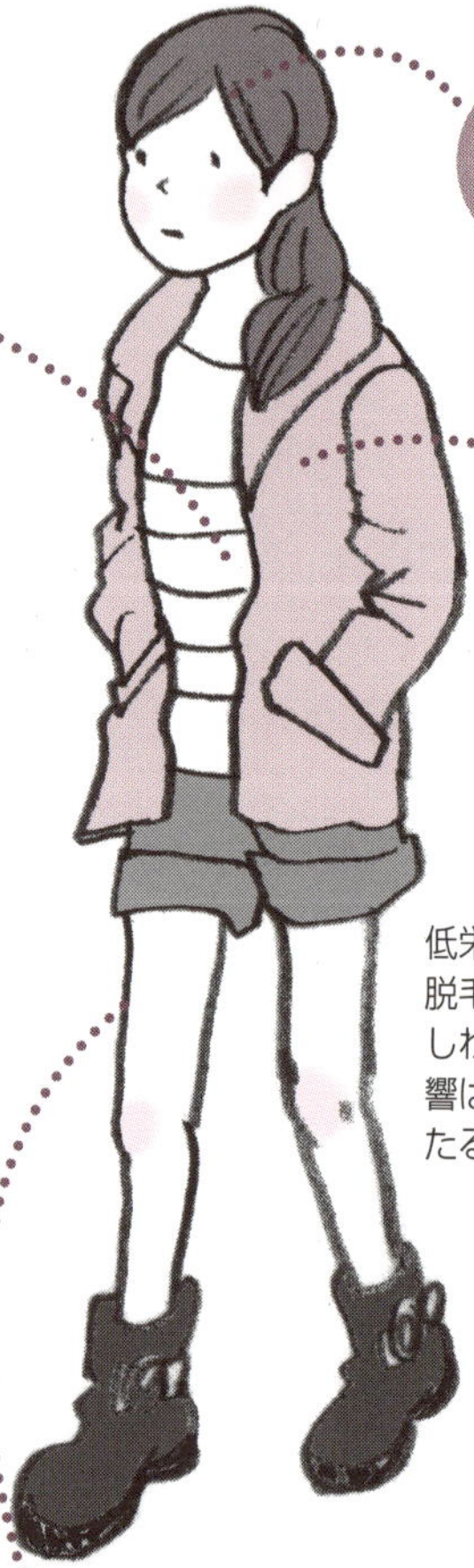

低栄養、貧血、脱毛や皮膚のしわなど、影響は全身にわたる

脳

萎縮を生じる。認知機能が低下する

心

うつ病
摂食障害で多くみられる合併症。悪化すると、自殺の危険がある

不安症
パニック発作を生じ外出できなくなるなど、日常生活に支障をきたす

強迫症
ささいなことにこだわり、行動が偏る。理性ではわかっていても、行動をコントロールできない

依存症
アルコールや薬物に頼り、やめられなくなる。自殺などの不幸な結果になることもある

骨や歯

骨粗鬆症
骨の材料となるカルシウムや、骨の再生をうながす女性ホルモンが不足して、骨がもろくなる

低身長
思春期より前の、体が成長する時期に摂食障害になると、身長が十分に伸びない

虫歯
嘔吐をくり返すと、胃酸が歯を溶かすため、ひどい虫歯になる

吐きだこ
指を口の中に入れて吐き気を起こそうとするので、指の付け根に歯が当たり、たこができる

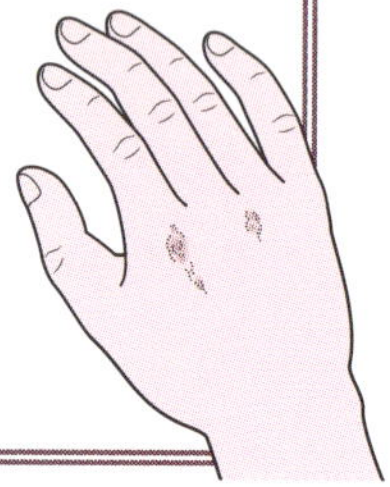

内臓、骨から脳、心までむしばまれる

私たちの体は、食事の栄養とカロリーを使って健康を維持しています。偏った食事を続けたり、極端に摂取カロリーが不足した状態が続くと、体にはさまざまな異変が現れます。さらに、下剤の乱用などが、健康上の問題をさらに悪化させます。

体の不調はときに深刻な事態を招き、心の不調は摂食障害の回復を遅らせ、社会生活に支障をきたします。そのため合併症の治療は欠かせません。

ただし、これらの問題を根本から改善するには、大もとの摂食障害を治すことが必要です。

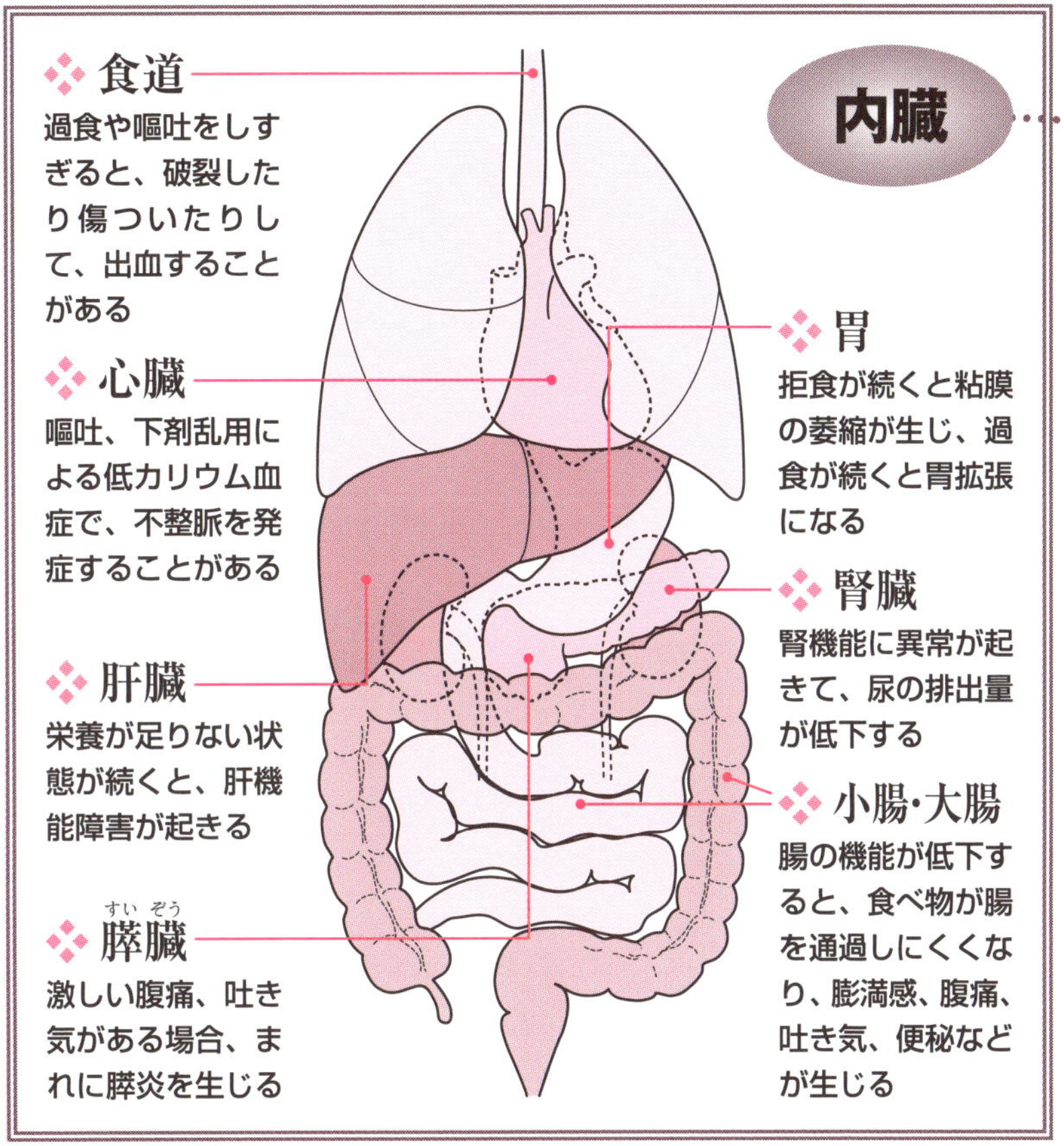

内臓
食道
過食や嘔吐をしすぎると、破裂したり傷ついたりして、出血することがある
心臓
嘔吐、下剤乱用による低カリウム血症で、不整脈を発症することがある
肝臓
栄養が足りない状態が続くと、肝機能障害が起きる
膵臓《すいぞう》
激しい腹痛、吐き気がある場合、まれに膵炎を生じる
胃
拒食が続くと粘膜の萎縮が生じ、過食が続くと胃拡張になる
腎臓
腎機能に異常が起きて、尿の排出量が低下する
小腸・大腸
腸の機能が低下すると、食べ物が腸を通過しにくくなり、膨満感、腹痛、吐き気、便秘などが生じる

回復しづらい骨の健康

骨を増やす働きのある女性ホルモンは、月経のサイクルにもかかわっています。治療によって体重が増えはじめ、女性ホルモンの分泌が回復してくると、まずは月経が再開します。骨量が回復するのは、そのあと。骨の健康を取り戻すには、体重だけではなく、月経が再開する必要があります。

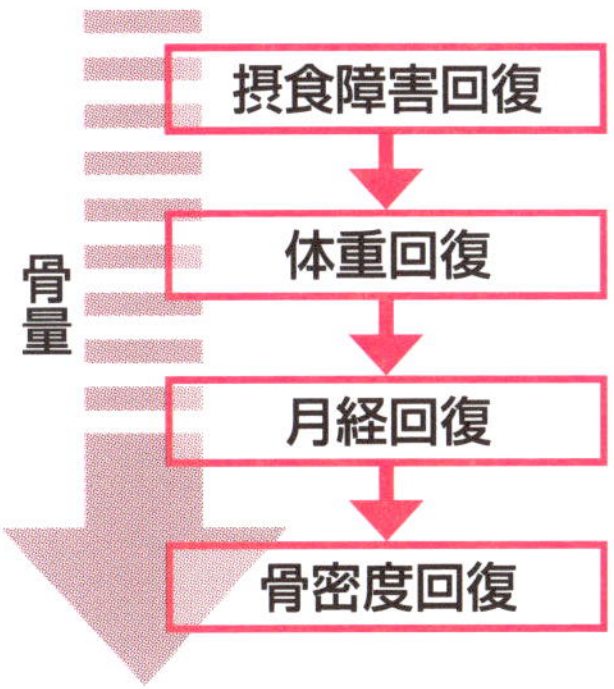

骨量
摂食障害回復
体重回復
月経回復
骨密度回復

社会的要因

極端なダイエットから発症する人が多い

しばしば誤解されますが、ダイエットは、摂食障害の原因ではありません。しかし、きっかけとなることは多く、誤ったダイエットは摂食障害への入り口です。危険なダイエットを知っておきましょう。

美しくなるためのダイエットが行き過ぎて

摂食障害になる要因はいろいろありますが、きっかけとして多いのはダイエットです。

気軽に始めたダイエットで体重が減ることに達成感を感じると、その気分をもう一度味わうために、ダイエットにのめりこむ場合があります。体重が減る達成感で、重要な問題から目を背けるようになり、摂食障害に陥るのです。

また、摂食障害を招きやすい、危険なダイエット法もあります。短期間に、急激に体重を減らすダイエットでは、体に必要な栄養素などが不足します。すると、体が必要なぶんを取り返そうとして、逆に過食を招きます。

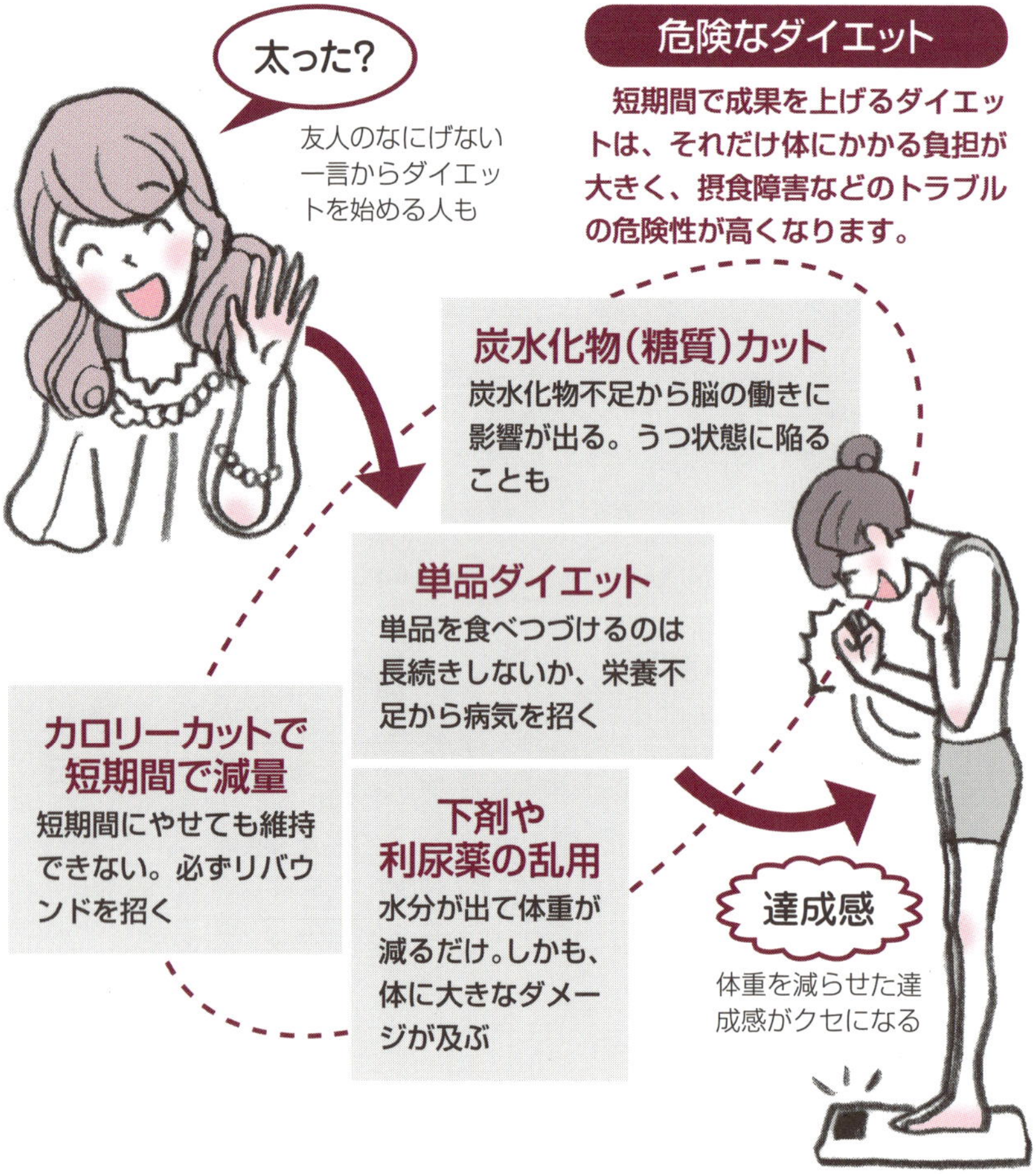

危険なダイエット
短期間で成果を上げるダイエットは、それだけ体にかかる負担が大きく、摂食障害などのトラブルの危険性が高くなります。
太った？
友人のなにげない一言からダイエットを始める人も
炭水化物（糖質）カット
炭水化物不足から脳の働きに影響が出る。うつ状態に陥ることも
単品ダイエット
単品を食べつづけるのは長続きしないか、栄養不足から病気を招く
カロリーカットで短期間で減量
短期間にやせても維持できない。必ずリバウンドを招く
下剤や利尿薬の乱用
水分が出て体重が減るだけ。しかも、体に大きなダメージが及ぶ
達成感
体重を減らせた達成感がクセになる

▼体重、身長、BMIの変化

2000年までは15～19歳まで含まれるので、単純な比較はできません。ただ、女性をみると、身長は伸びていても体重は減少傾向で、BMIが低下しています。

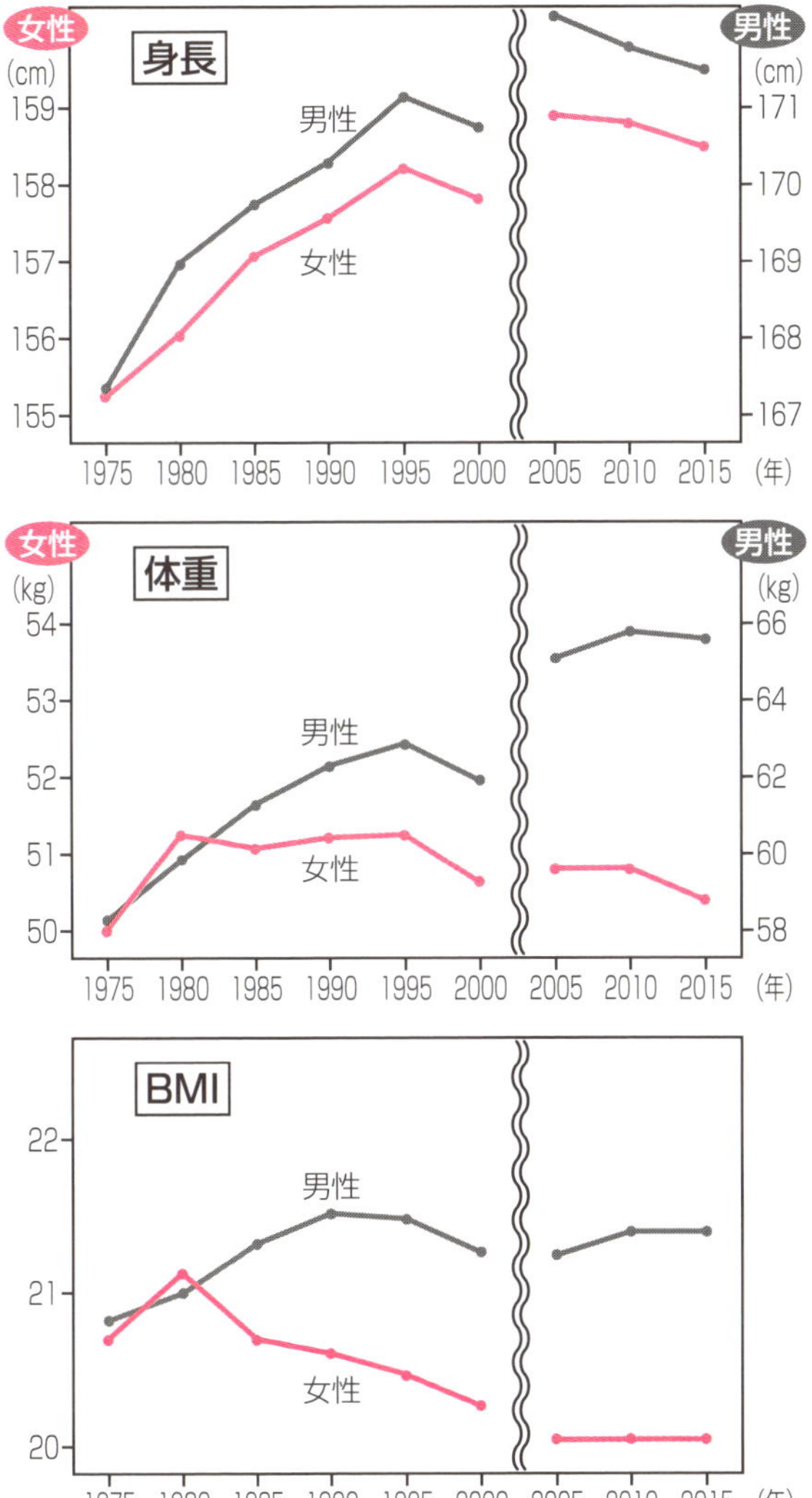

1975～2000年は15～24歳。『国民栄養の現状（平成12年厚生労働省国民栄養調査結果)』（第一出版）より作成。2005～2015年は20～24歳。「学校保健統計調査」より作成

発症にかかわる3つの要因

摂食障害の発症には、社会的な要因や体にもともと備わっているしくみ、本人の性格などが関係していると考えられています。

社会的要因

やせているのがよいとする風潮と、それに伴うダイエットの流行が要因と考えられます。また、女性の社会進出が増えストレスも増えたことも一因に。

心理的要因

なんでもきちんとしないと気がすまない性格、自己評価が低いこと、家族や対人関係の悩みによるストレスなどが発症のリスクに。（→46ページ）

生物学的要因

厳しいダイエットややけ食いは、摂食行動をコントロールする脳の部位の異常を引き起こし、空腹や満腹を感じにくくさせます。（→54ページ）

過活動も拒食症の症状。やせるためにと毎日3時間のジョギングはやり過ぎ

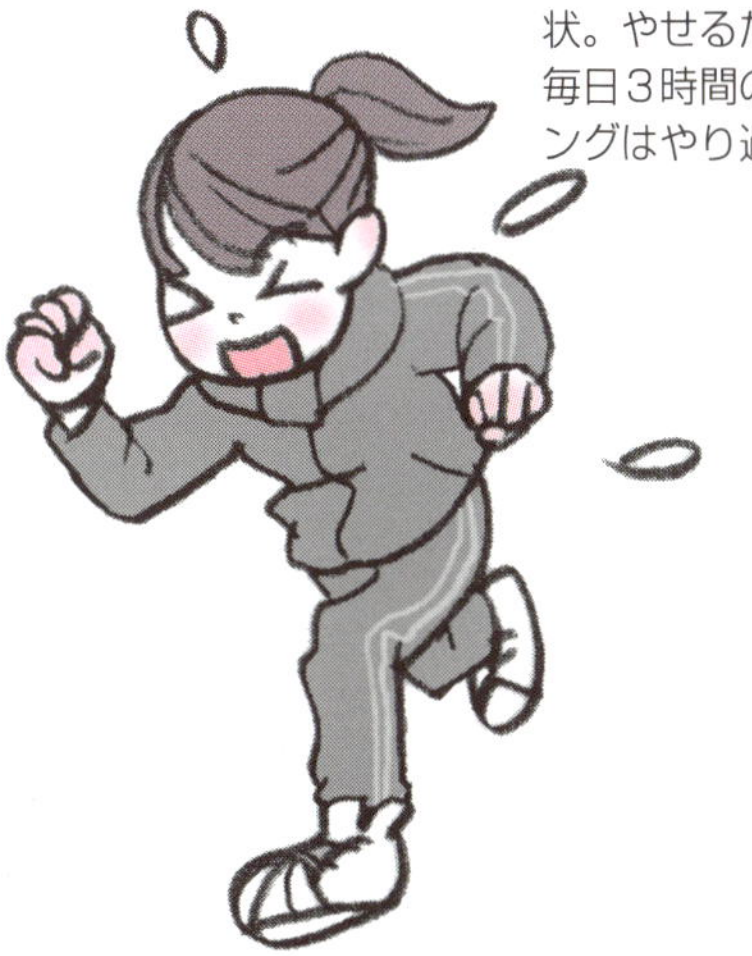

心理的要因

ストレスは食欲に大きく影響する

ストレスを感じるとやけ食いをしたり、心配事があると食欲がなくなったり……心の状態が食欲に影響することは誰でも納得できるでしょう。摂食障害の要因として、ストレスは見逃せません。

危険なストレス

ストレスを引き起こす心理的要因はいろいろありますが、摂食障害で特によくみられる心理的要因は、主に５つ挙げられます。

八方美人

「手のかからないよい子ども」や「親の願いをかなえようとがんばる子ども」だった人が、摂食障害の患者さんには多くみられます。他人からよくみられたい、嫌われたくないと行動する人は、八方美人となり自分の願望を押し殺しがちなため、自分でも気づかないうちにストレスをためてしまいます。

やけ食いとどう違う?

やけ食いの場合、過食症のように「朝昼晩の時間を問わず」「過剰に」「自分をコントロールできないほど」食べることはありません。

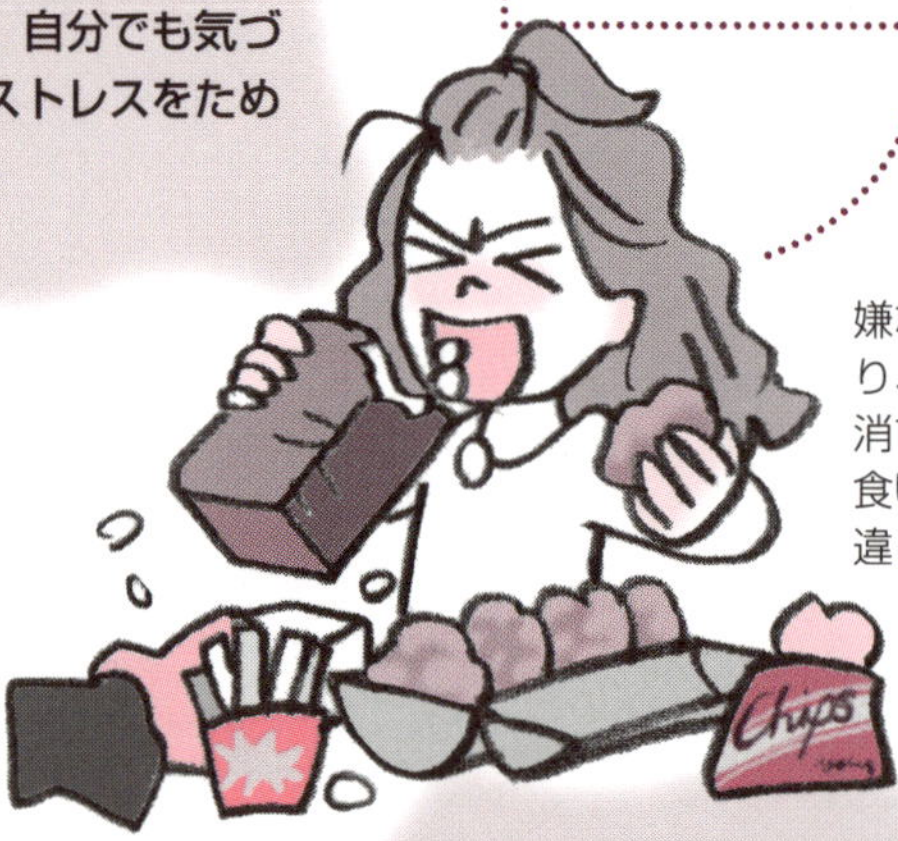

嫌なことがあったり、イライラを解消するためのやけ食いと過食症とは違う

決めることが苦手

子どものころ過保護に育てられると、「自分らしく生きたい」と独立心が芽生える時期に、親から離れて自立するのが困難な場合があります。「自分はどうしたいのか」をはっきり思い描いたり決めたりすることができず、心の中に葛藤を抱えたままになります。

女性性との葛藤は?

以前は「成熟した女性になりたくないから、やせようとする」という見方がありました。しかし、そのような単純な理由で摂食障害を発症するケースはほとんどありません。

家族関係

母（父）親が子どもに対して過干渉、支配的な養育態度を示すため、子どもは自己主張することができません。子どもはホンネで相談ができず、悩みごとをひとりで抱えこんでしまいます。

自尊心が低い

摂食障害の患者さんは、病気になる前から、「私はダメだ、劣っている」と考えがちで、能力に比べて自尊心が低い傾向があります。自分をありのまま評価できないため、努力の結果が数字でわかるダイエットにのめりこみ、ダイエットの成果で自尊心を補強しようとします。

完全主義

なんでもとことんしないと気がすまない。中途半端ならしないほうがましだと考えます。いつも達成できないので、ストレスがたまります。

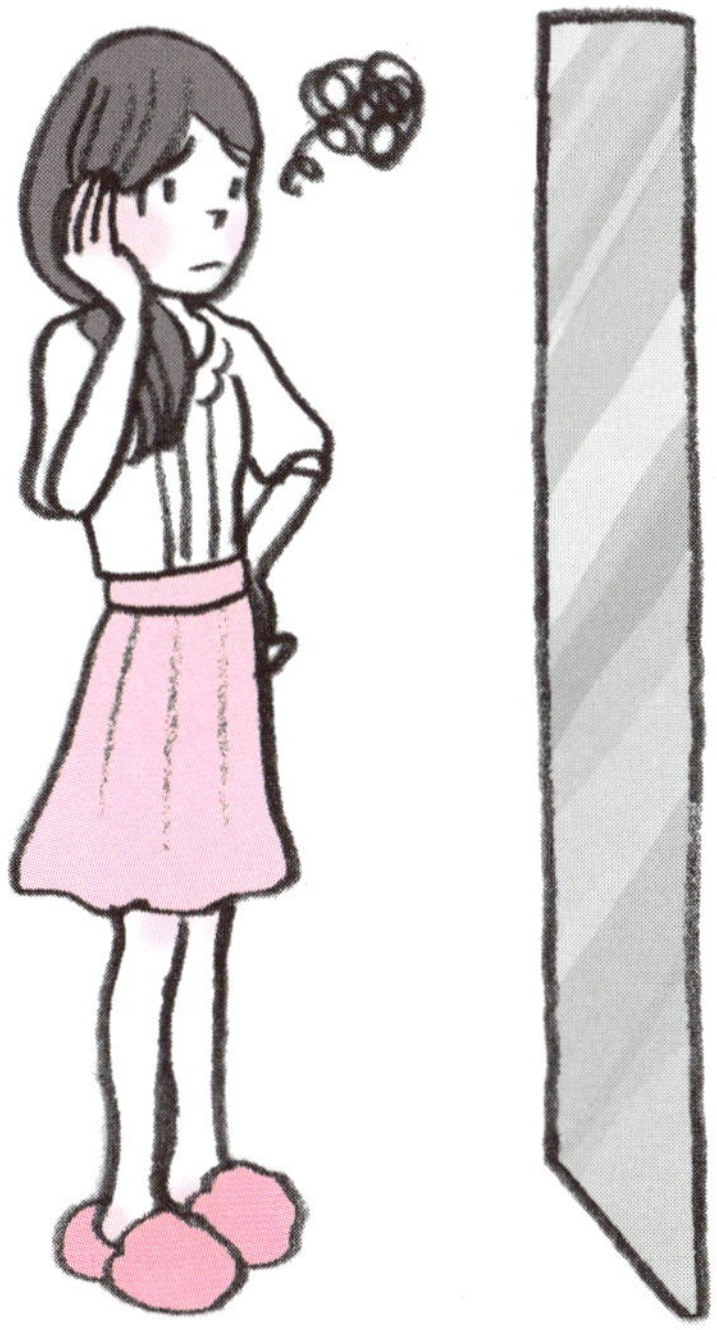

やせたい、体重を減らしたいという願望が強くて、鏡に映った自分が太ってみえる

心と体は互いに悪影響を与えあう

おなかが空いたら食事をとり、満腹になったら食事をやめる。ごく単純なことですが、これをコントロールするしくみは脳にあり、非常に複雑で繊細です。極端なダイエットなどの偏った食生活が続くと、このしくみが影響を受け、脳が低栄養に慣れてしまいます。そのため、本来の機能が働かなくなります（54ページ参照）。

摂食障害には、本人の性格や考え方など、多くの心理的要因がかかわっています。心理的な要因はストレスを生じやすくして、食欲に影響を与えたり、心身に悪影響を及ぼします。

摂食障害では、ダイエットによる低栄養という体の要因と、ストレスという心の要因が、互いに悪影響を与えあい、やせや過食に拍車がかかるという悪循環になっています。

患者像①

低年齢化と高年齢化が進んでいる

摂食障害の患者さんは増えているといわれていて、しかも、年齢層が広がってきています。そのため、発症の要因や、摂食障害によって引き起こされる問題も複雑化しています。

年齢のピークは一七～一八歳

摂食障害は、一〇代後半から二〇代にかけての若い女性に多い病気です。その傾向は現在も変わりませんが、かつては患者さんが二〇歳前後に集中して多かったのに比べ、現在は小学生の子どもや、出産後の女性など、患者さんの年齢層が広がってきています。

データがとりにくい

摂食障害は、患者さんが受診をためらううえに、治療を中断するケースも多いため、患者数や動向などの正確なデータがなかなかとれません。実数が把握できないので、患者の増減は正確にはわかりません。

最近の注目点

摂食障害は、社会を反映する病気でもあります。やせ願望をあおり、肥満の弊害を強調する最近の風潮のためか、患者さんの傾向にも変化が出ています。

働く女性に増加

社会で働く女性が増え、仕事のストレスから発症するケースが多いようです。また、家事や育児を女性の仕事とみなす考え方がまだ根強く、社会で働くことと昔の価値観との間で、ストレスを抱える女性も少なくありません。

男性の増加

男性の患者さんも増えています。女性：男性は、おおよそ20：1くらいでしょう。過剰な運動を続ける「運動依存症」など、女性と同じようにスタイルを気にしてダイエットを始めて発症する場合もあります。

中年以降での発症が増加

若いころに摂食障害を経験し、その後再発するケースや、結婚後に発症するケースが増えています。

発症の背景には、夫婦間の問題、育児のストレスなどがあります。

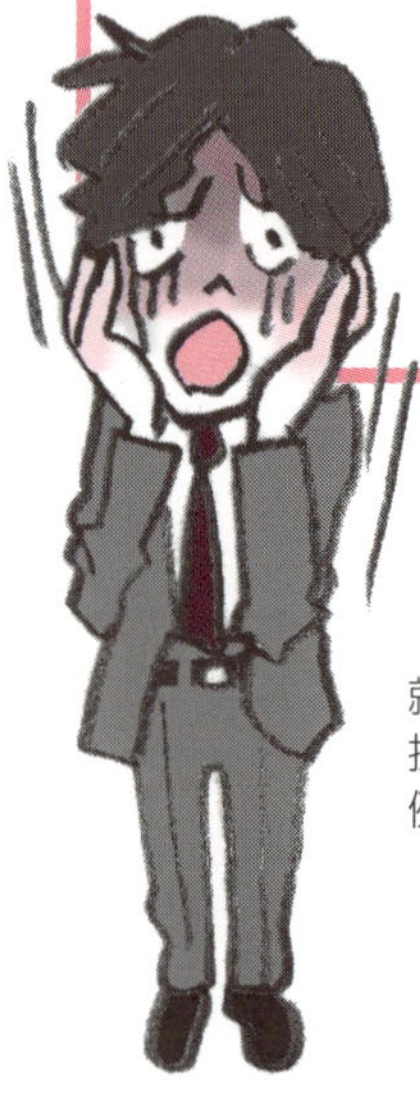

就職に失敗するなどの挫折体験がきっかけになる例もある

年齢層の広がり

摂食障害の患者さんの年齢をグラフにすると、かつては思春期〜青年期に鋭いピークがありました。しかし、現在は患者さんの年齢幅が広がっています。

若年層

10歳未満の患者さんもいるほど、低年齢化が顕著です。子どもの摂食障害では、やせ願望よりも、親との関係が発症に強くかかわる傾向があります。

結婚後

結婚したあと、以前の摂食障害が再発したり、新たに発症する場合があります。多くの場合、パートナーとの不仲などが引き金になっています。

中年以降

30歳以降の発症が増え、40歳以降の発症もあります。結婚生活の危機だけでなく、身近な家族の病気や死別からくるうつ状態、孤立感などが、発症の背景にあると考えられています。

▼摂食障害の年齢別・受診患者数

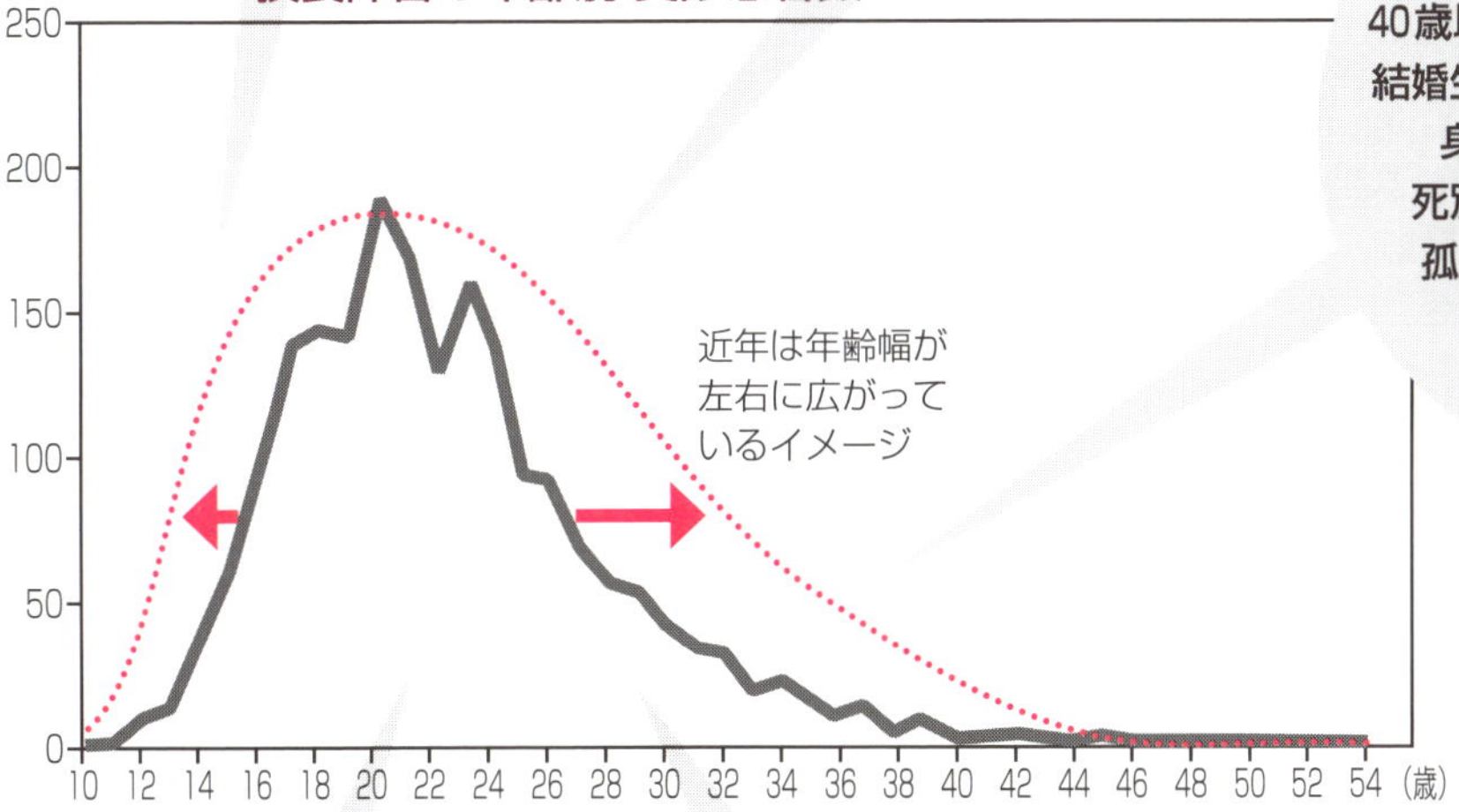
(人)
250
200
150
100
50
0
10 12 14 16 18 20 22 24 26 28 30 32 34 36 38 40 42 44 46 48 50 52 54 (歳)
近年は年齢幅が左右に広がっているイメージ

(大阪市立大学大学院提供資料より一部改変)

妊娠中の体重調節から拒食症を発症し、出産後に育児ストレスから悪化する例も

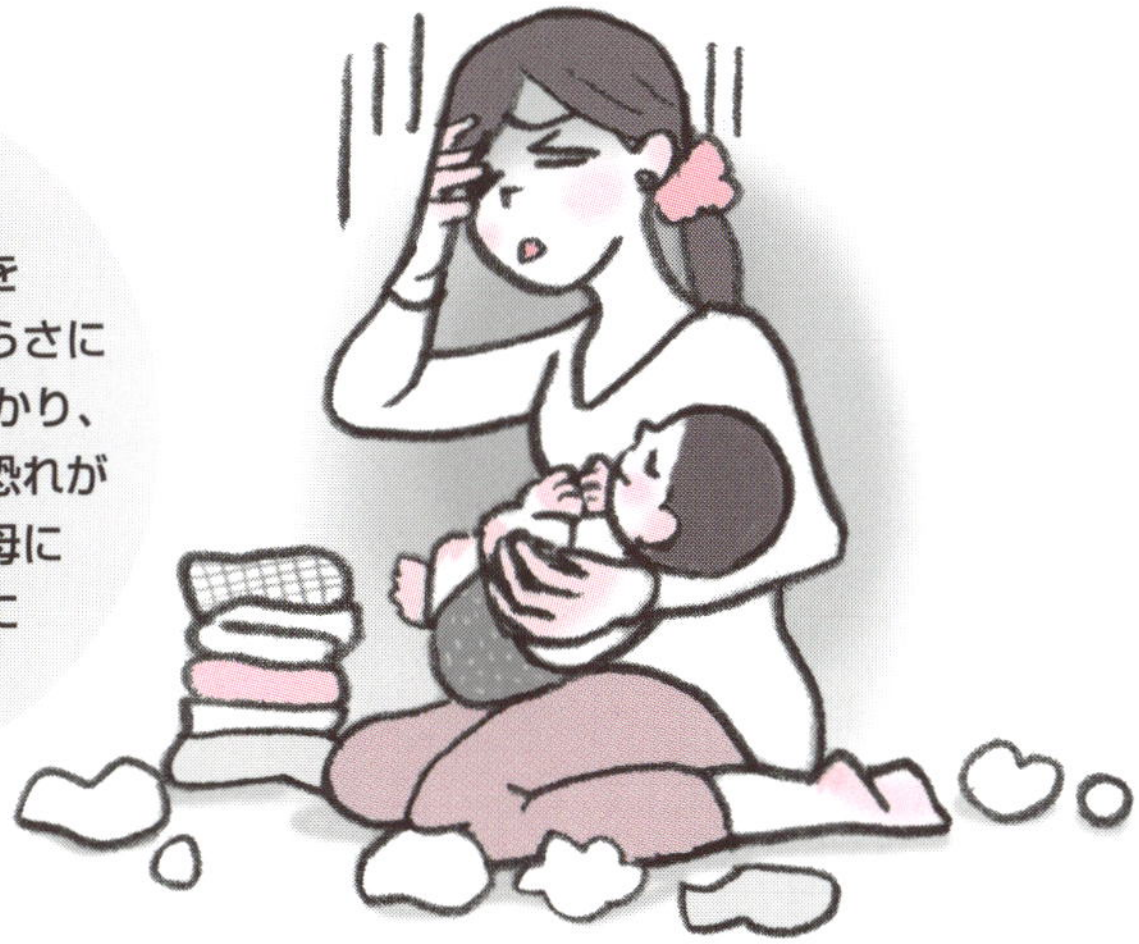

思春期〜青年期

親からの自立や、アイデンティティの模索が始まる時期で、以前と同じく、現在でも最も患者さんが多い年齢です。

出産後

出産後に摂食障害を発症すると、病気のつらさに加えて育児の負担がかかり、子育てに支障をきたす恐れがあります。そして実母に育児をまかせきりになったりします。

患者像②

体重制限のあるスポーツをする人は要注意

スポーツには、体重制限やスタイルが結果を左右するなど、摂食障害に陥りやすい要素がたくさんあります。また、運動は健康的という思い込みが、摂食障害に気づきにくくします。

摂食障害を正当化

摂食障害に陥りながらも、スポーツを続けている人は、「競技能力を高めるために必要だ」などと、いろいろな理由をつけて病気を否定します。

運動に励む

練習と減量をかねて、一生懸命に運動します。しだいに、練習しないと太ると思ったり、不安を感じたりするようになります。

食べない

「試合の前だから」とか「食べる時間がない」など、いろいろな理由をつけて食事を減らします。また、肉類をいっさい食べないなど、食事の内容も偏ってきます。

病気だと認めない

たとえば、脈拍が少なく徐脈であるのを、「スポーツ選手の心臓だから」と考えるなど、摂食障害の症状を、運動しているために起こるものだと考えたり、運動に好都合だと解釈します。

長距離走では試合前に体重を落とすことがある。成績を上げるために始めたダイエットから摂食障害に

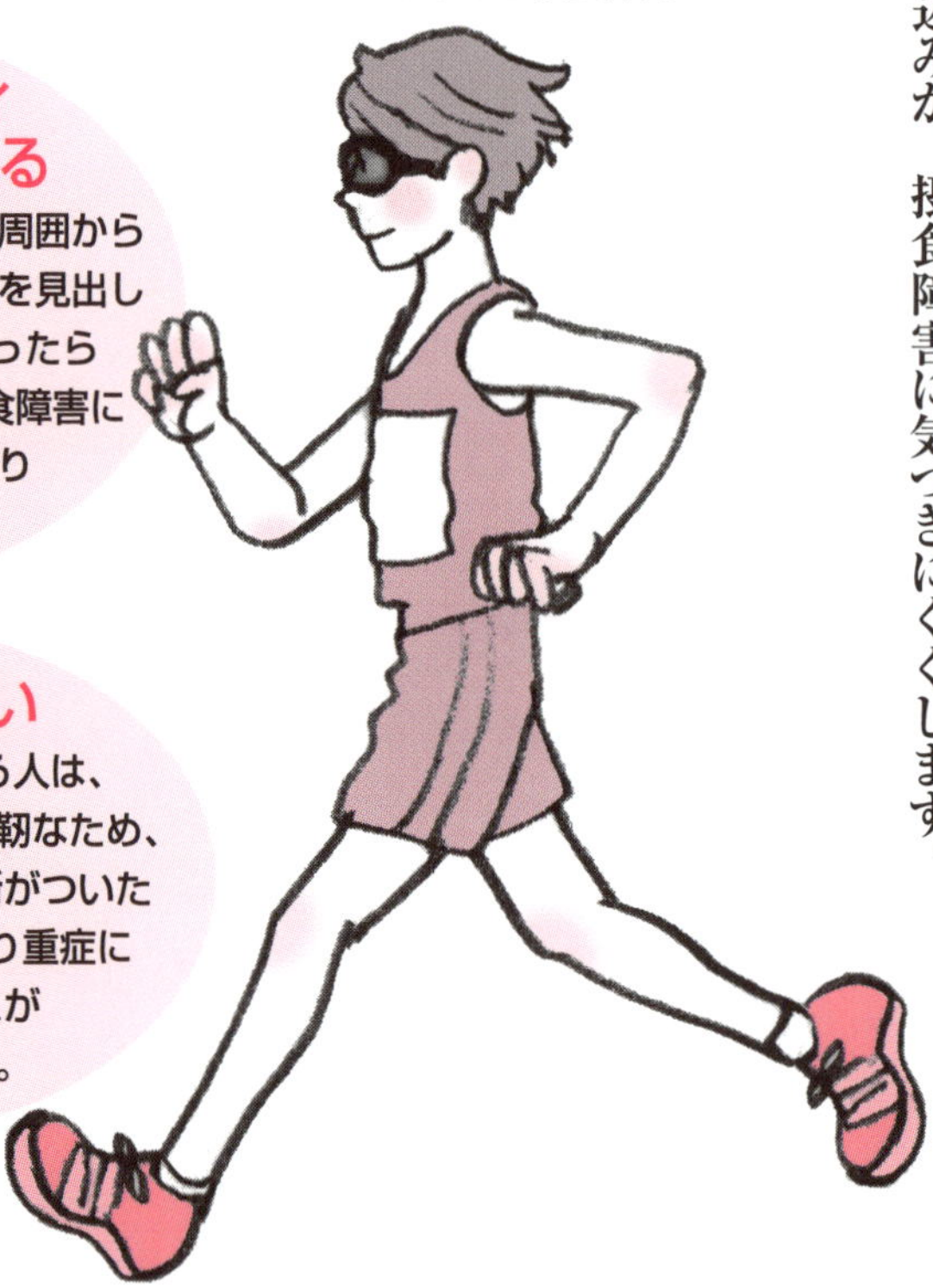

アイデンティティをスポーツに求める

スポーツ選手としての結果や、周囲からほめられることに、自分の価値を見出します。「私からスポーツを取ったらなにも残らない」と思い、摂食障害に陥っても、練習を控えたりやめられません。

心も体も強い

運動に打ちこんでいる人は、精神的にも肉体的にも強靭なため、受診が遅れがちに。診断がついたときには、すでにかなり重症になっているケースが多くみられます。

要注意のスポーツ

体重制限があったり、容姿が採点に影響したりするスポーツは、摂食障害を発症しやすいので、注意が必要です。

容姿が採点に影響する
体操、新体操、フィギュアスケート

体重階級制
柔道、ボクシング、レスリング

競技能力を高めるため
中・長距離走

その他の理由で
水泳、ダイビング、ダンス、バレエ、モダンダンス、チアリーディング、ボディビル

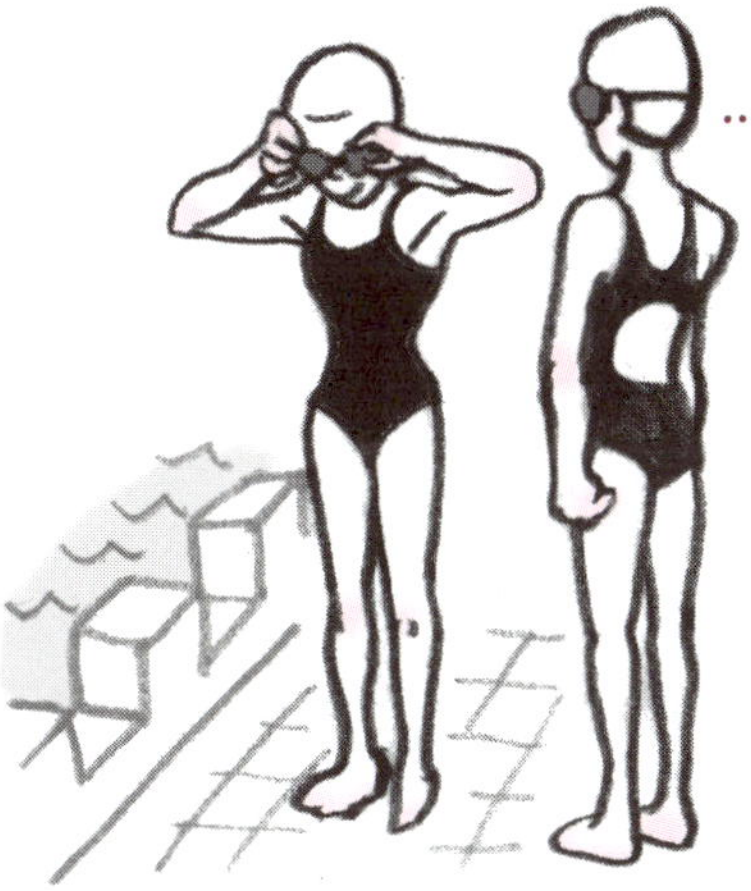

水泳はいつも体のラインが観衆の目にふれるので体形を気にするようになる

子どもの習いごととしてのスポーツは

近年、子どもに体操やバレエを習わせたり、地域のスポーツクラブへ通わせたりすることが増えています。そのためスリムなスタイルになろうとする子どももいます。保護者は、なんのためにスポーツを習いごととして選ぶのかをもう一度考える必要があるかもしれません。

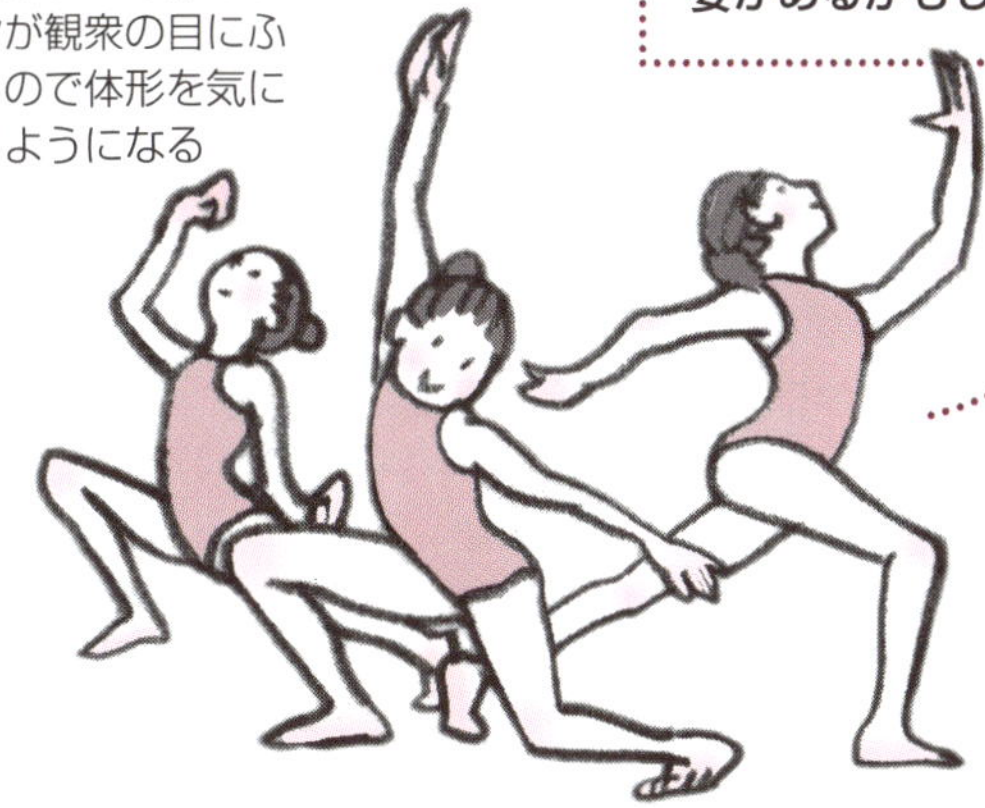

体操やバレエはスリムな体形が採点や成績に有利

やせるほど上達すると信じられている

運動選手で摂食障害になる人が増えてきています。種目によっては体重制限が必要なのでダイエットをおこないます。それがきっかけになって摂食障害に陥りやすい状況にあります。

通常は運動するとおなかが空くものですが、過度に運動すると、かえって食欲がなくなります。スポーツがきっかけとなる摂食障害では、激しい運動によって体重が減り、さらに運動に駆り立てられるという悪循環に陥ります。

また、「体脂肪が運動にマイナス」と考える指導者が多い一方で、過度のダイエットが体に及ぼす悪影響はあまり知られていません。これも、運動選手に摂食障害が増えやすい要因のひとつと考えられます。

経過

経過や治り方は人によってさまざま

摂食障害は、一～二年の短期間で治る場合を除いて、多くは慢性の経過をたどります。その経過や治り方は人により、さまざまです。

経過のイメージ

始まりは拒食か過食かのどちらかでも、しだいに、両方の症状を伴うようになる人が多いようです。

拒食症・過食症は必ずしも左図のように経過するわけではありません。一過性で終わったり、拒食のまま過食症状を生じなかったり、過食症のまま経過したりすることも多くあります。

摂食障害の発症

拒食症 発症
本人なりの理由から食事量が減少して、極端にやせる。日常生活に支障をきたすほどやせても、自分は病気ではないと思っている

←拒食・過食の経過

過食症 発症
ストレスなどによる気晴らし食いや過食が習慣になる。たいていの場合、嘔吐や下剤乱用などの排出行動を伴って慢性化する

治るとはどういうことかもう一度考えてみよう

摂食障害のある人にとって、食事のこだわりや体重コントロールは、生活上の困難や挫折に立ち向かうことから逃れられ、また、その苦しみをやわらげる作用をもっています。

したがって、摂食障害の治療で重要なのは、問題に直面したときに、食事や体重コントロールに逃げないことです。困難があっても周囲の助けを借りて乗り越えられ、日常生活に支障がないという状態になることです。

心身とも問題なく社会生活をおくることができていれば、食事のこだわりが多少残っていてもかまわないのです。

共通の内容

家庭、学校、職場などの生活において支障をきたしません。

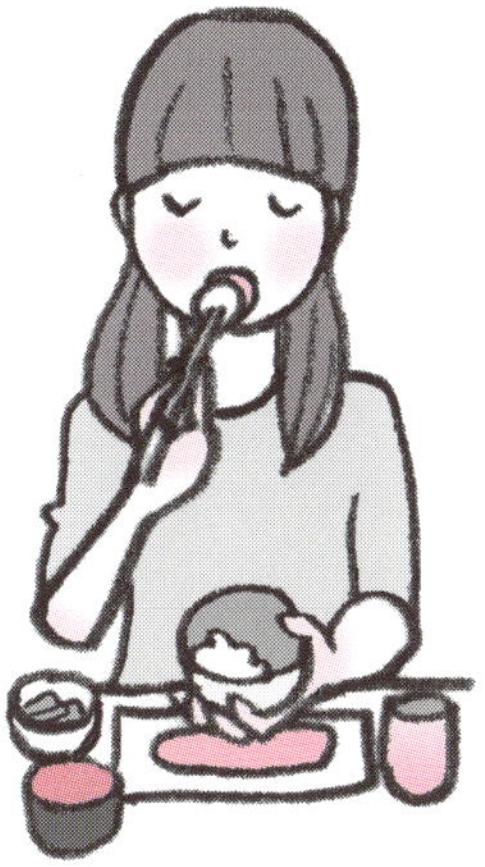

食事の内容に偏りなく、食べ方をコントロールできるようになったら、治ったといえる

拒食症が治るとは？

体重や食物のカロリーにコントロールされない生活を送れるようになれば、治ったといえます。食事が規則正しくとれている、正常範囲内の体重をキープしている、月経がきちんと来ている状態であることも、回復の目安です。

過食症が治るとは？

1ヵ月以上過食しない状態を維持でき、なにかのきっかけで過食しても、翌日からは過食しない状態を保てることです。過食をゼロにするのではなく、コントロールできるかどうかが重要です。

過食型の拒食症

拒食症の多くがストレスや拒食の反動などによって、過食とそれに続く排出行動をとるようになる。低体重で慢性化していく

拒食症の人が体重が正常化して過食症に転じたり、過食症の人が低体重になって拒食症になることがある

非排出型の過食症

一部の人は、排出行動をしなくなり、体重が増加して、肥満に傾いていく

リバウンドの問題は

拒食症ではリバウンドのために過食に転じることがあります。私たちの体は、栄養が足りない状態が続くと、体を維持するために食べられるときにたくさん食べるようになります。拒食症のリバウンドもこのしくみだと考えられます。

一方、過食症のリバウンドは、急激に過食をやめるとストレスを発散できなくなるためストレスがたまり、発散するために過食してしまうというものです。

いずれもリバウンドを起こさないように、食事のとり方はゆるやかに修正していきましょう。

再発予防のために

自分にとってなにがストレスとなるのかを考え、その対処法を身につけます。体重が気になったときや、ダイエットしたくなったときには、「なにかストレスがないか」ふり返り、解決に努めます。

また、過食をしたくなったときに備えて、代替法をあらかじめ考えておきましょう。

COLUMN

脳の働きの一部がうまくいっていない？

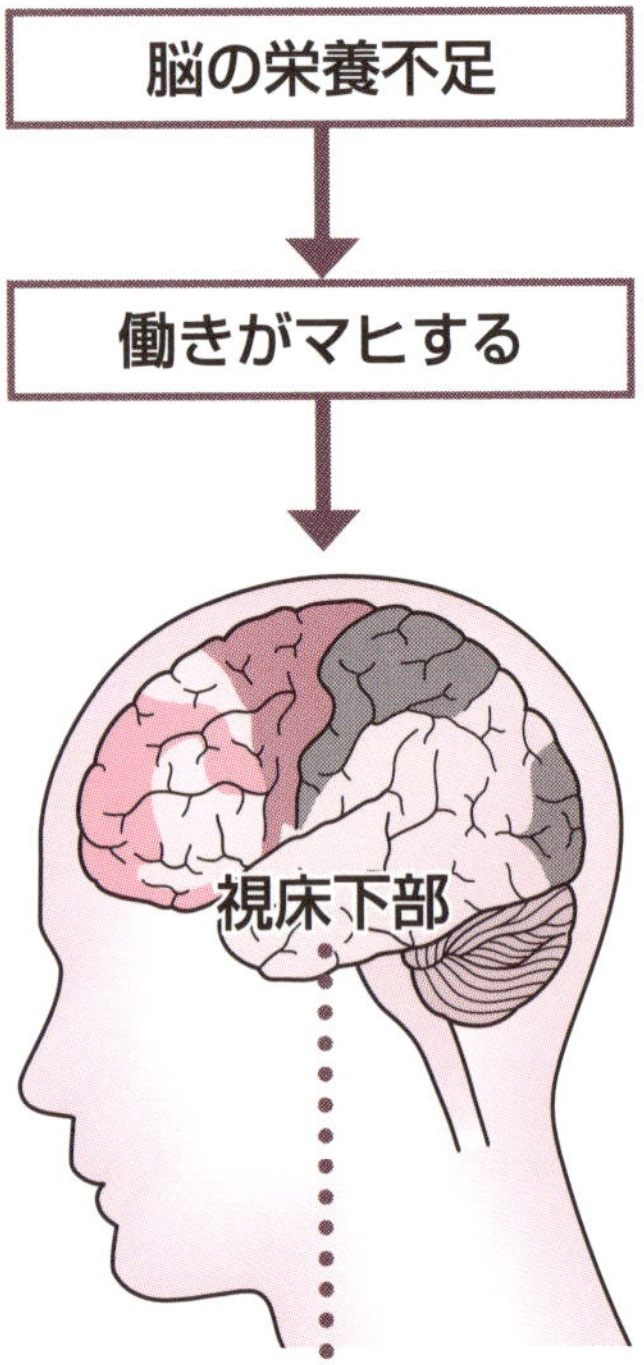
脳の栄養不足
働きがマヒする
視床下部
摂食中枢　満腹中枢
空腹感や満腹感を感じる脳の視床下部などの部位が、低栄養によって働かなくなっているらしい

生物学的要因として脳の機能異常が考えられる

摂食障害では、空腹になると食欲を感じさせ、食事をとり、おなかがいっぱいになると満腹感を生じて食べるのをやめるという、一連の摂食行動をコントロールする脳の働きに異常が起こっていると考えられています。

こうした変化が摂食障害の発症とその持続（慢性化）に深くかかわっていると考えられています。

「食べない」が「食べられない」「食べたら止まらない」に

患者さんは自分の意思で食べないと決めたので、「食べようと思えば食べられる」と思っています。ところが実際には、栄養不足から摂食行動をコントロールする脳の働きが低下し、食べようとしても「食べられなく」なります。

その後、反動を生じて、一度食べはじめると満腹感を得られず、「食べたら止まらない」過食になってしまいます。

このような状態になるには、脳内の摂食行動を調節している部位の機能が異常になっていると考えられます。そのため、空腹感や満腹感で食事のとり方をコントロールできないのです。

3

ストレスに気づき、軽減する

「自分なりにがんばっているのに、また食べ過ぎてしまった」
「こんな自分はもう生きている意味などないのかもしれない」
……摂食障害の回復をストレスが阻《はば》んでいることがあります。
ストレスは勉強や仕事、家族や友人関係など
外部から加わるものだと思っているかもしれませんが、
じつはものごとは受け取り方しだい。
自分でストレスをつくりだしていることもあるのです。

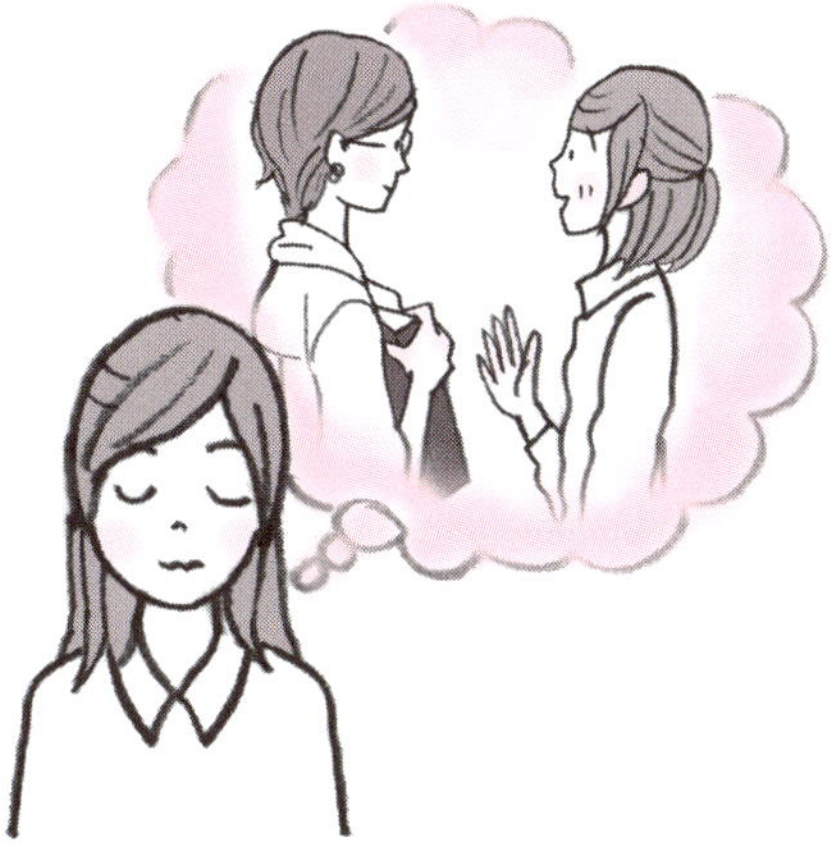

マイナス思考

ストレスをためやすい考え方のクセがある

ストレスは誰にでもあるものですが、摂食障害のある人は、人一倍ストレスをためやすい傾向があります。がまん強く、まじめで几帳面な反面、完璧主義で窮屈な考え方をしているようです。

考え方のクセをなくしていこう

摂食障害のある人には考え方のクセがあるようです。たとえば仕事でも人づきあいでも「～すべき」「～ねば」と考えないでしょうか。嫌なことがあっても「自分さえがまんすれば」と辛抱したり。何事も白黒はっきりさせないと気がすまないという傾向もあります。

こうした考え方は自分を追い詰め、ストレスをためる結果になります。精神医学的には「認知のゆがみ」といい、摂食障害の発症に大きくかかわっているのです。

まず自分が窮屈な考え方をしていると気づいてください。もっと気楽で自由な考え方に変えていけば、ストレスは減らせます。

ストレスに気づこう

考え方のクセがあって、自分で気づかないうちに、ストレスをためていないでしょうか。

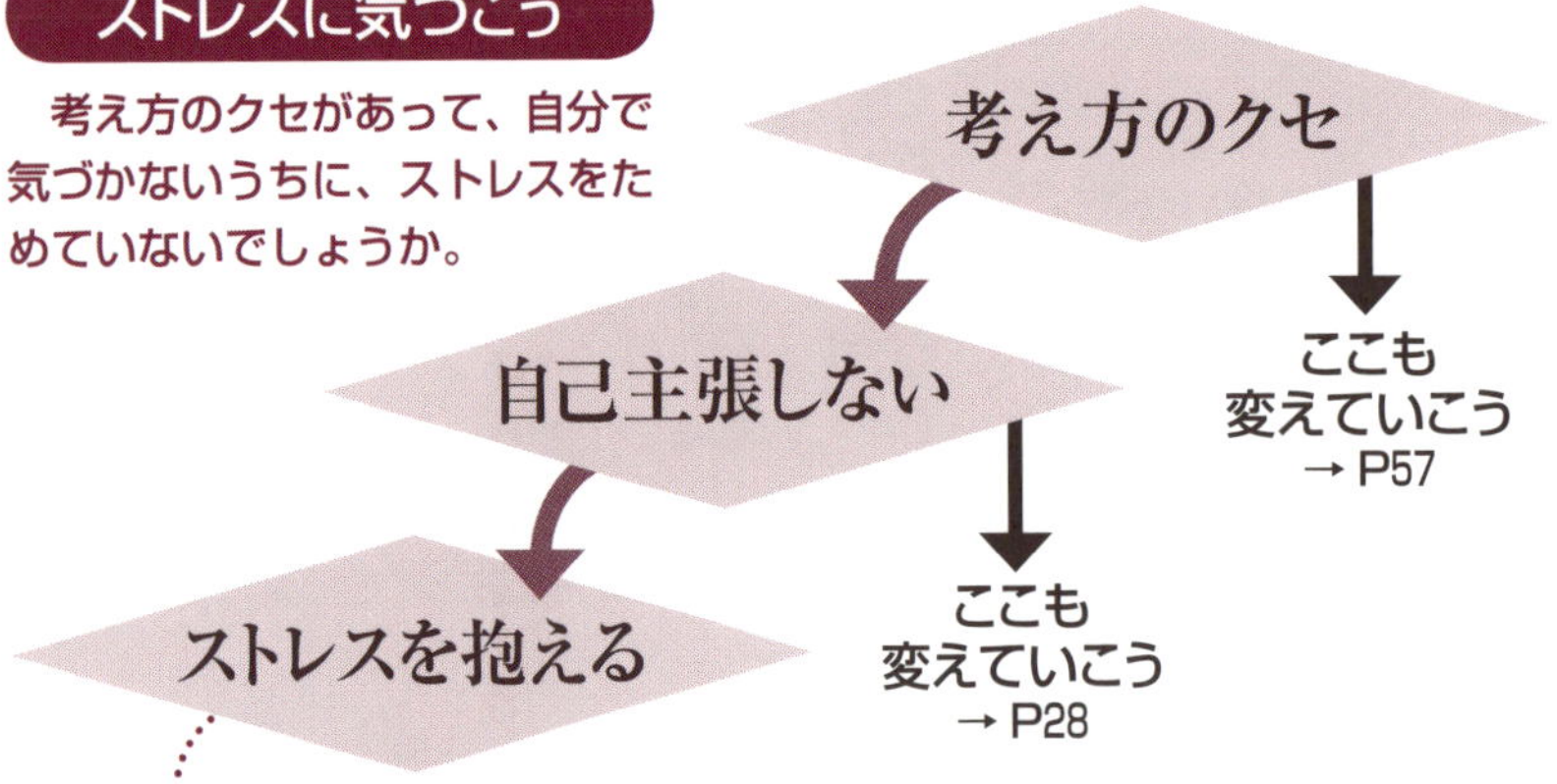
考え方のクセ
ここも
変えていこう
→ P57
自己主張しない
ここも
変えていこう
→ P28
ストレスを抱える

ストレスに気づこう

①1日をふり返り、マイナスに感じたことを書き出します。
②挙げたことのうち、いちばんストレスに感じたことから1位、2位……と順位をつけます。
③1週間続け、通してみると、なにがいちばんのストレスになっているかがわかります。

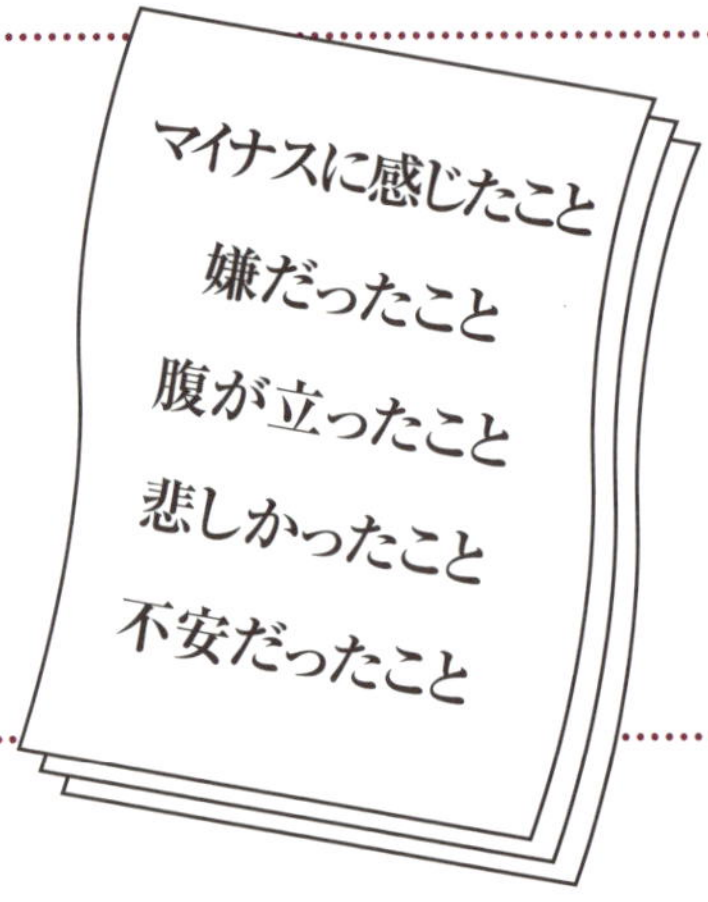
マイナスに感じたこと
嫌だったこと
腹が立ったこと
悲しかったこと
不安だったこと

考え方のクセを変える10のポイント

こんな考え方をしていませんか。考え方のクセは、急にはできなくても、変えようと意識するだけでも少しずつ変わっていきます。

1 ひとつの失敗で全部失敗だというわけではない

今日は過食したからもうダメだと考えなくていい

2 灰色の答えも受け入れる

ものごとはすべてが白か黒ではない。あいまいなものもある

3 何事も全体をみる

体の一部だけをみて、太った・やせたと決めつけない

4 ほめられたら素直に喜ぶ

どうせお世辞、なぐさめられているだけなどと考えない

5 小さな失敗を破滅に結びつけない

今日の失敗で一生が終わるわけではない

6 悲観的な予測を信じない

自分で悲観的に予測して現実をみようとしない

7 なんでも肥満に結びつけない

体重の話題が出るたびに自分が太っていると考えるのはやめる

8 根拠なく他人を疑わない

自分が嫌われているなどと、他人を疑いの目でみない

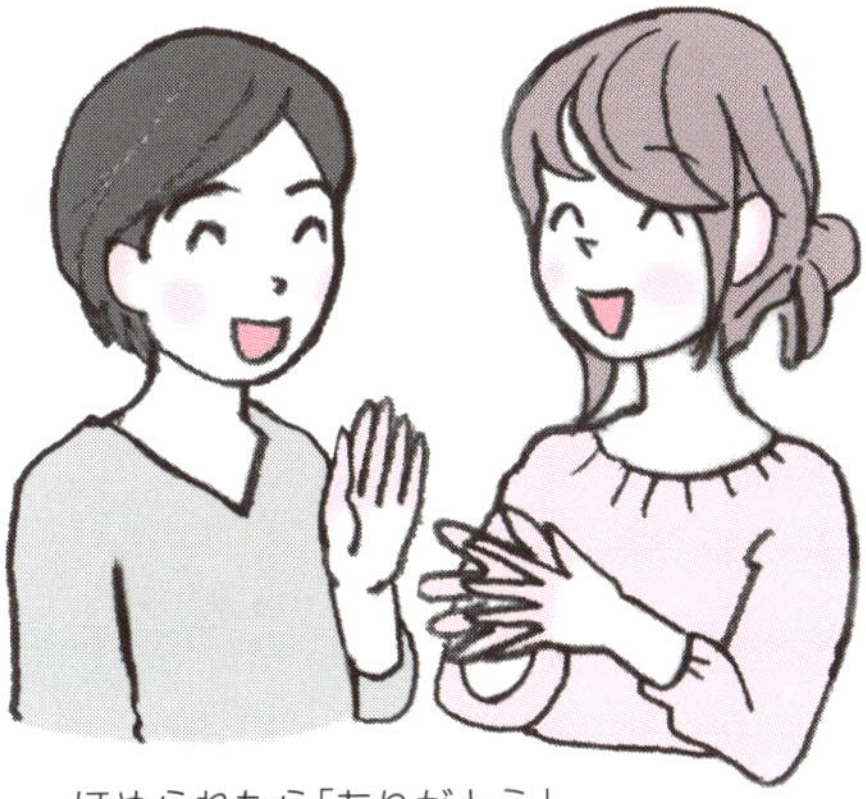

ほめられたら「ありがとう」と笑顔で言おう

9 自分を「ダメ人間」と決めつけない

自分にマイナスのレッテルを貼らない。長所をみる

10 「〜すべき」と考えない

自分をしばる考え方を捨て、「〜したい」に変えよう

ストレスの蓄積

「問題解決法」を使ってストレスを減らす

ストレスから過食してしまったとき、もうダメだなどと絶望しないでください。今後同じ状況に至っても過食しないよう、ストレスの軽減法を身につけましょう。それが「問題解決法」です。

問題解決法の進め方

結果より、過程を重視しましょう。

❶ いちばんのストレスを取り出す

過食の引き金になった、いちばんのストレスを具体的に「問題」として挙げてください。（P56参照）

職場の同僚に悪いうわさを流された

いくつか紙に書いて、順位をつけ、1位を決めた

❷ 解決法をできるだけ多く挙げる

問題に対してできる解決法を、思いつくだけ書き出します。この段階では、実行できるかどうかは考えなくていいです。

◆同僚に抗議する
◆上司に訴える
◆会社をやめる
◆別の人に自分の潔白を訴える
◆同僚に本当に言ったかどうか確認する

❸ それぞれについて、実行性と現実性を検討する

挙げた解決法のそれぞれについて、自分にできるかどうか、実行しても無駄ではないか、逆に問題を大きくするのではないかなどを考えてください。

できる?

現実的?

ストレスに感情を交えず現実的にとらえる

「問題解決法」はストレスの原因を感情でとらえるのではなく、客観的に「問題」としてとらえ、現実的な解決策をさぐる方法です。

最初はうまくいかないかもしれません。しかし、くり返して練習しているうちに要領がよくなり、できるようになってきます。結果より過程を重視しましょう。

考え方のクセは?

いちばんのストレスとして挙げたことは、自分の考え方のクセでつくりあげたストレスではないでしょうか。上記の場合の「同僚に悪口を言われた」というストレスは、あなたの思い込みかもしれません。

❹ 最上の解決法を選ぶ

先に挙げたいくつかの解決法のなかから、できそうで、なおかつ最上の解決法を選びます。

◆同僚に抗議する
◆上司に訴える
◆会社をやめる
◆別の人に自分の潔白を訴える
◆同僚に本当に言ったかどうか確認する

まず自分の悪口を言ったかどうかを確かめることにした

P57の8に挙げたように「根拠なく他人を疑わない」ことも意識しましょう。

❺ イメージでリハーサルをおこなう

決めた解決法を、いつ・どこで・どんなふうにおこなうか、実行するときの順番や状況を検討して、頭の中で練習します。

❻ 実行する

リハーサルどおりに実行します。

❼ 過程に点数をつける

実行した全部の過程を10点満点で採点してください。

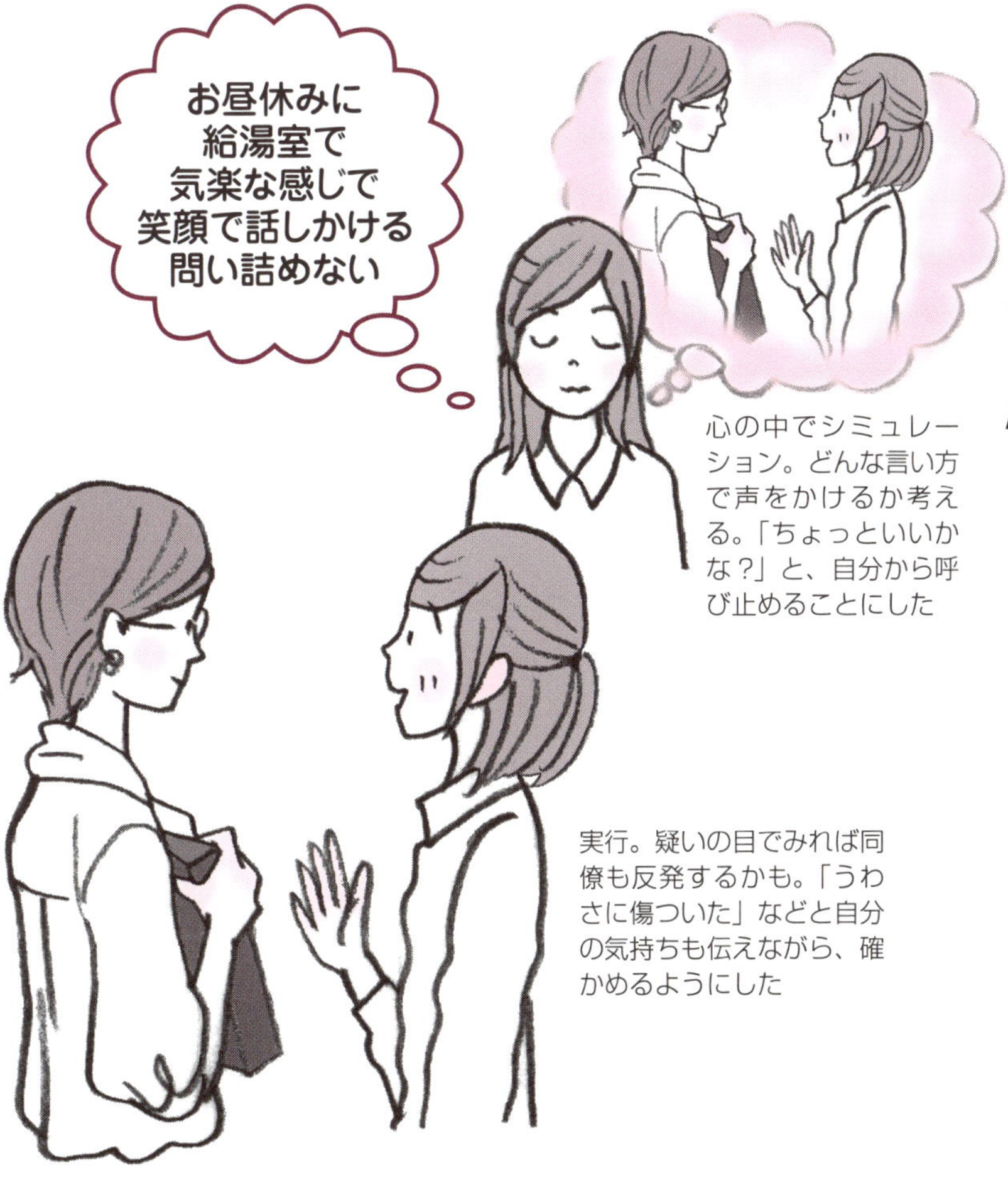
お昼休みに
給湯室で
気楽な感じで
笑顔で話しかける
問い詰めない

心の中でシミュレーション。どんな言い方で声をかけるか考える。「ちょっといいかな？」と、自分から呼び止めることにした

実行。疑いの目でみれば同僚も反発するかも。「うわさに傷ついた」などと自分の気持ちも伝えながら、確かめるようにした

ストレスに弱い

ストレスに強くなるには趣味を楽しむこと

ストレスに強い自分をつくるために、心身の健康と充実が欠かせません。まず食習慣を整え、少しでも体重を増やしましょう。趣味をもって楽しむことも、ストレスに強い心を育てます。

ストレスに強くなるには

体の健康が大切です。そのために、生活リズムを整えます。心の健康のためには趣味や気晴らしをもち、楽しむといいでしょう。楽観的になることも、心を健康にさせます。

生活リズムを整える

規則正しい生活をしましょう。下記のポイントが大切です。食べる・寝るなど体のリズムができてきて、身体的に充実します。

◆食事は１日３回
◆睡眠時間を一定に
◆休養の時間をとる
◆嗜好品はほどほどに
◆運動をおこなう、ただしやりすぎない

体の健康

少しでも体重を増やしていけば、徐々に取り戻せることがほとんどです。食習慣を整え、嘔吐・下剤使用をやめましょう。

楽観的になる

ストレスに強くなるには、楽観的になることも有効です。昔の人の知恵を拝借するのもひとつの方法。気に入ったことわざを、自分の座右の銘にしてはいかが？

▼ストレスに強くなることわざ

明日は明日の風が吹く
心配は身の毒
病は気から
あきらめは心の養生
あきらめが肝心
下手な考え休むに似たり
悲しみは分かち合えば薄らぐ
憂喜は心にあり
苦あれば楽あり
苦は楽の種
短気は損気
腹の立つことは明日言え
明けない夜はない
冬は必ず春になる
足るを知る
笑いは人の薬
笑う門《かど》には福きたる

趣味をもつことでストレスに強くなる

同じくらいのストレスがあっても、心身の健康を保っていられる人と、そうでない人がいます。摂食障害のある人は、ストレスに弱い傾向があります。

心身が健康で充実していることが、ストレスに強くなる大切な要素です。規則正しい生活習慣で身体的な健康を取り戻しましょう。

心の充実は難しいことではありません。自分に合った趣味を多くもち、それを楽しめばいいだけです。気晴らしでもいいので、なにか始めてみましょう。また、ものごとを楽観的にみることも、ストレスに強い心をつくります。

趣味をもつ

多くの趣味を楽しみましょう。充実した時間を過ごすことが、心をイキイキと健康にさせます。趣味などなにもない、という人は下記を参照してください。できることを始めてみれば、意外にも自分に合っているかもしれません。

▼趣味ベスト15(女性) 総務省平成23年社会生活基本調査

1. CD・テープ・レコードなどによる音楽鑑賞
2. 趣味としての読書
3. DVD・ビデオなどによる映画鑑賞（テレビからの録画は除く）
4. 映画鑑賞（テレビ・ビデオ・DVDなどは除く）
5. 遊園地、動植物園、水族館などの見物
6. 園芸・庭いじり・ガーデニング
7. カラオケ
8. 趣味としての料理・菓子作り
9. テレビゲーム・パソコンゲーム（家庭で行うもの、携帯用を含む）
10. 写真の撮影・プリント
11. 美術鑑賞（テレビ・DVDなどは除く）
12. 編み物・手芸
13. 音楽会などによるポピュラー音楽・歌謡曲鑑賞
14. 演芸・演劇・舞踊鑑賞（テレビ・DVDなどは除く）
15. スポーツ観覧（テレビ・DVDなどは除く）

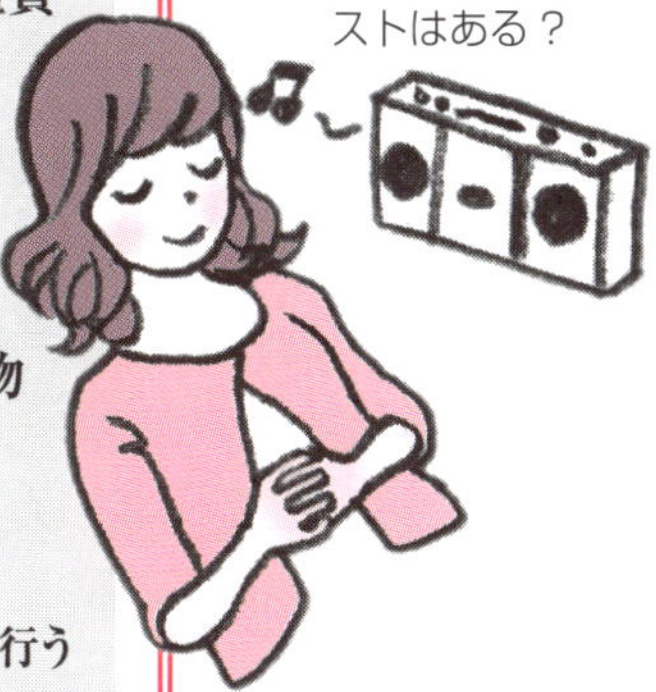

趣味のトップは音楽鑑賞。好きな曲やアーティストはある？

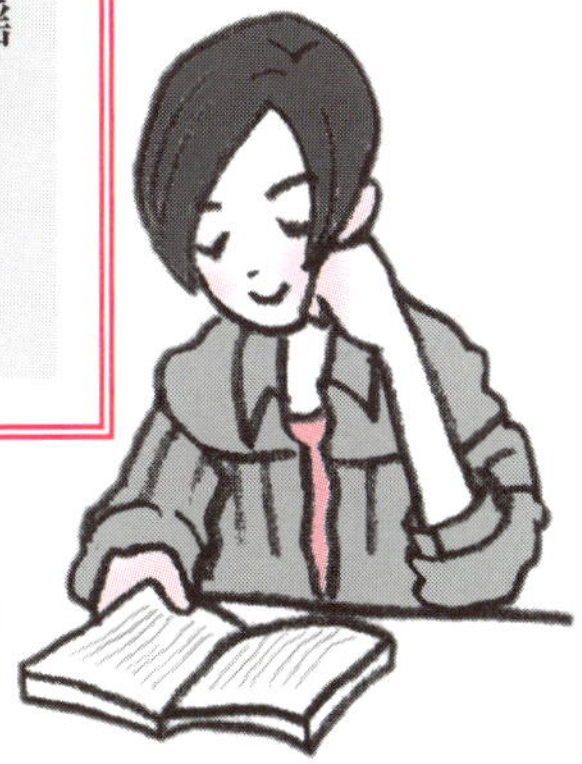

趣味第２位は読書。自分が楽しめる本や雑誌はなんだろう？

低い自尊心

今の自分を受け入れ、小さな達成を重ねよう

摂食障害のある人には自尊心が低い傾向がみられます。自分自身に満足できず、自己評価は最低です。自己の内面に満足できないために、外見……体重や体形にこだわりやすくなります。

自尊心を高めるには

今からでも自尊心を高めていくことは可能です。毎日の生活のなかで、ほんの少し心がけるだけで、自尊心は徐々に高まっていきます。今までの自分を変えるのです。

ほかの人と比べたり競争をしすぎない
いい意味でのライバルならOK。でも比べてもしかたのないことでくよくよしたり、無駄なことで競ったりしないで。

今ある自分を受け入れる
ありのままの自分でいいじゃないですか。無理に背伸びする必要はありません。

不完全でもいい。劣っていてもいいと自分を許す勇気をもつ
短所を認めるのは勇気のいること。でも完全な人間などこの世にいないのです。

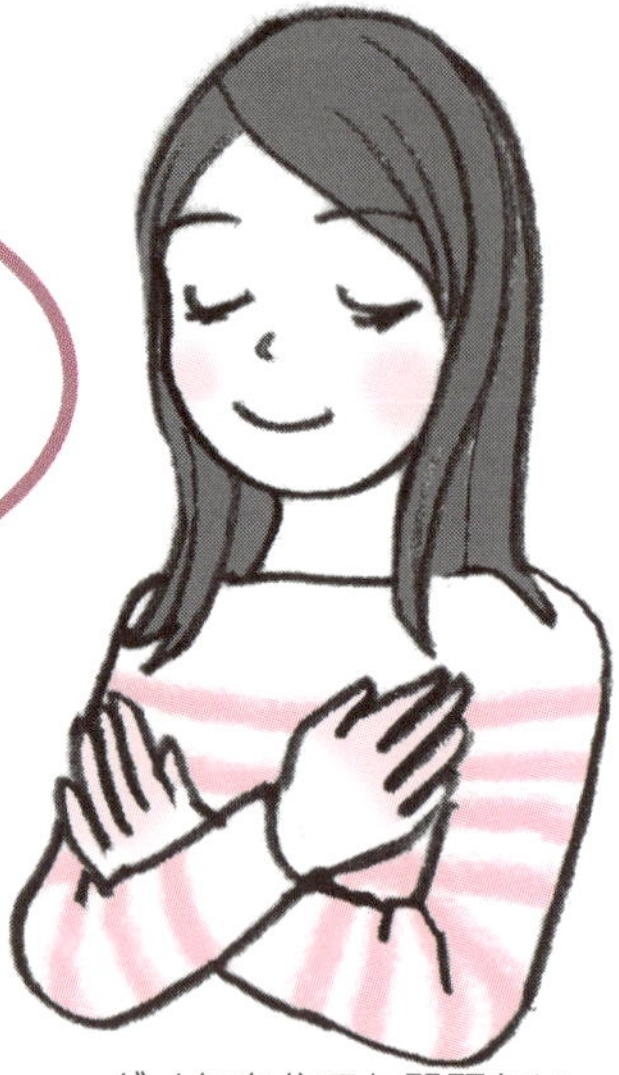

ダメな自分でも問題ない。丸ごと受け入れよう

ありのままの自分を認めよう

自尊心とは、ありのままの自分を受け入れて肯定し、自分を大切にすることです。なにかの目標にチャレンジして達成できたとき、いっしょにいる誰かに愛されていると感じるとき、自信が生まれ、自尊心が高まります。

完璧主義でなにも達成できず自分の能力を認められなかったり、自分を無価値な人間だとみなしていませんか。その自尊心の低さが拒食や過食につながっていきます。

自尊心は高めることができます。小さな目標を設定し、達成を重ねれば自信がもてるようになるでしょう。達成を積み重ね自信をつけて、自分を認めましょう。

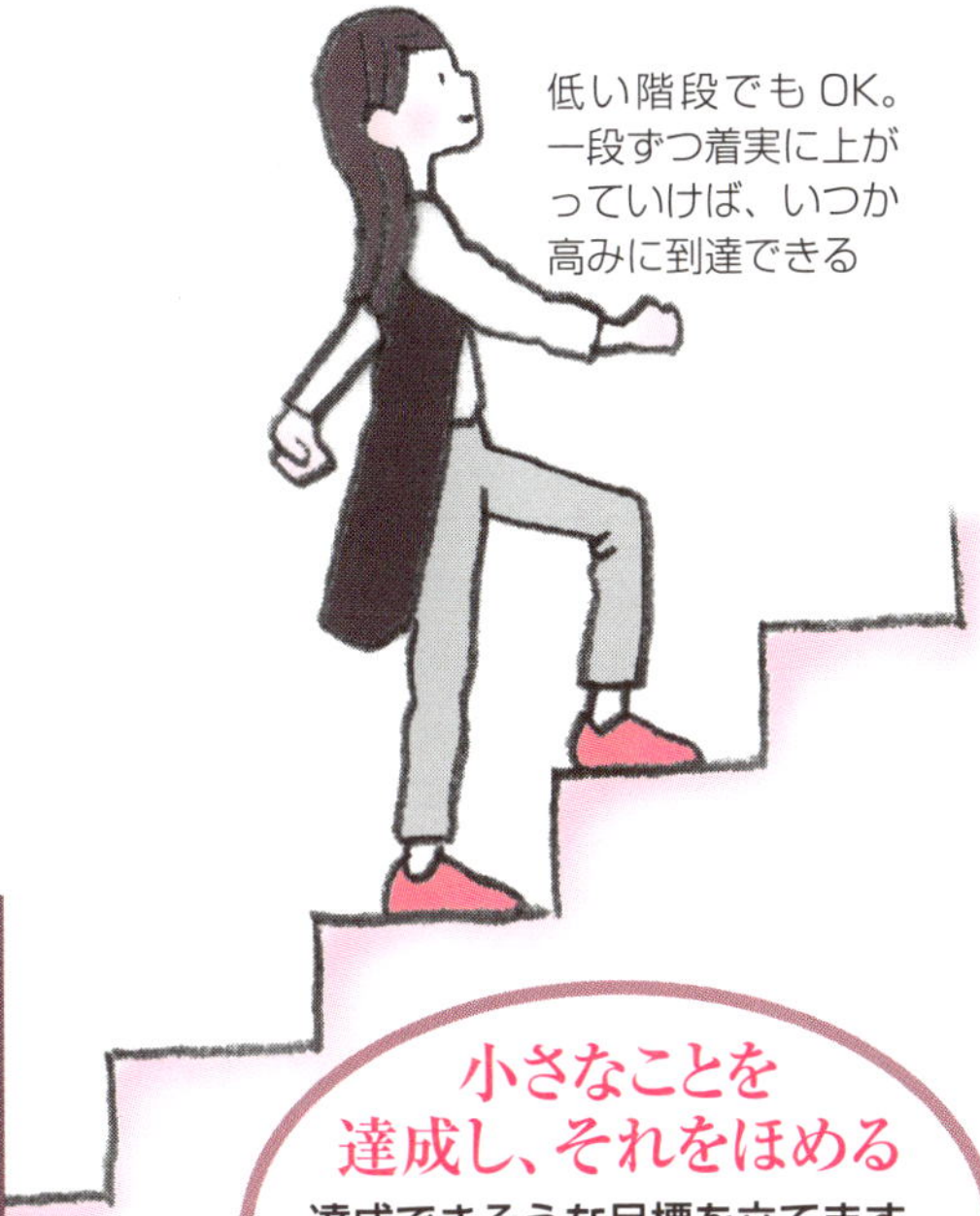

低い階段でも OK。一段ずつ着実に上がっていけば、いつか高みに到達できる

自分の感情や気持ち、意見を素直に述べる

飾ったり、無理をせず、素直に正直に。マイナス感情をためないことも大切です。

人は人、自分は自分と、周囲の評価を気にしない

自分を認め、愛するのは、まず自分。世の中にはいろいろなタイプの人がいるのだから、自分はこれでいいんだと信じましょう。

小さなことを達成し、それをほめる

達成できそうな目標を立てます。そして予定どおり達成できたら、自分で自分をほめましょう。

人から受け入れられない恐怖と闘う

すべての人に受け入れられることはできません。自分を受け入れてくれない人もきっといます。でも、受け入れてくれる人もいるでしょうから、恐れることはありません。

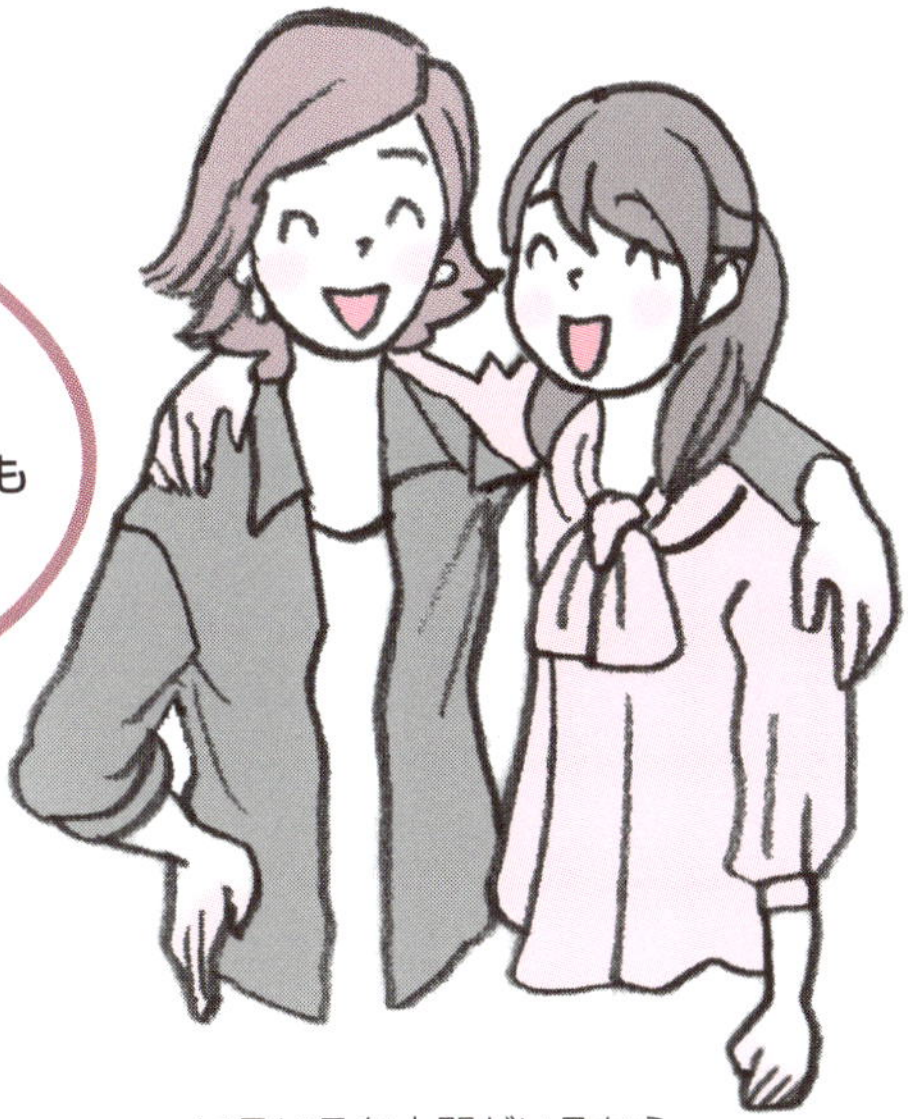

いろいろな人間がいるからおもしろい。人と違っていても全然かまわない

コンプレックスを自分の一部として受け入れる

誰にでも弱点はあります。自分の弱点や短所ばかりに目を向けず、長所を探して注目しましょう。

完全主義

結果よりプロセスを大事にしよう

到達できそうもない高い目標を立てて結果を出そうとする。こうした完全主義はストレスのもと。症状を悪化させます。もっとゆるやかな考え方をすることが、摂食障害の回復につながります。

完全主義の人の特徴

目標を立てて努力しつづけます。しかし、その目標は達成不可能なぐらい高いもの。失敗すると「自分はダメな人間だ」と極端な評価をして自信を失います。自分を責め、ストレスを自らつくりだす結果になっています。

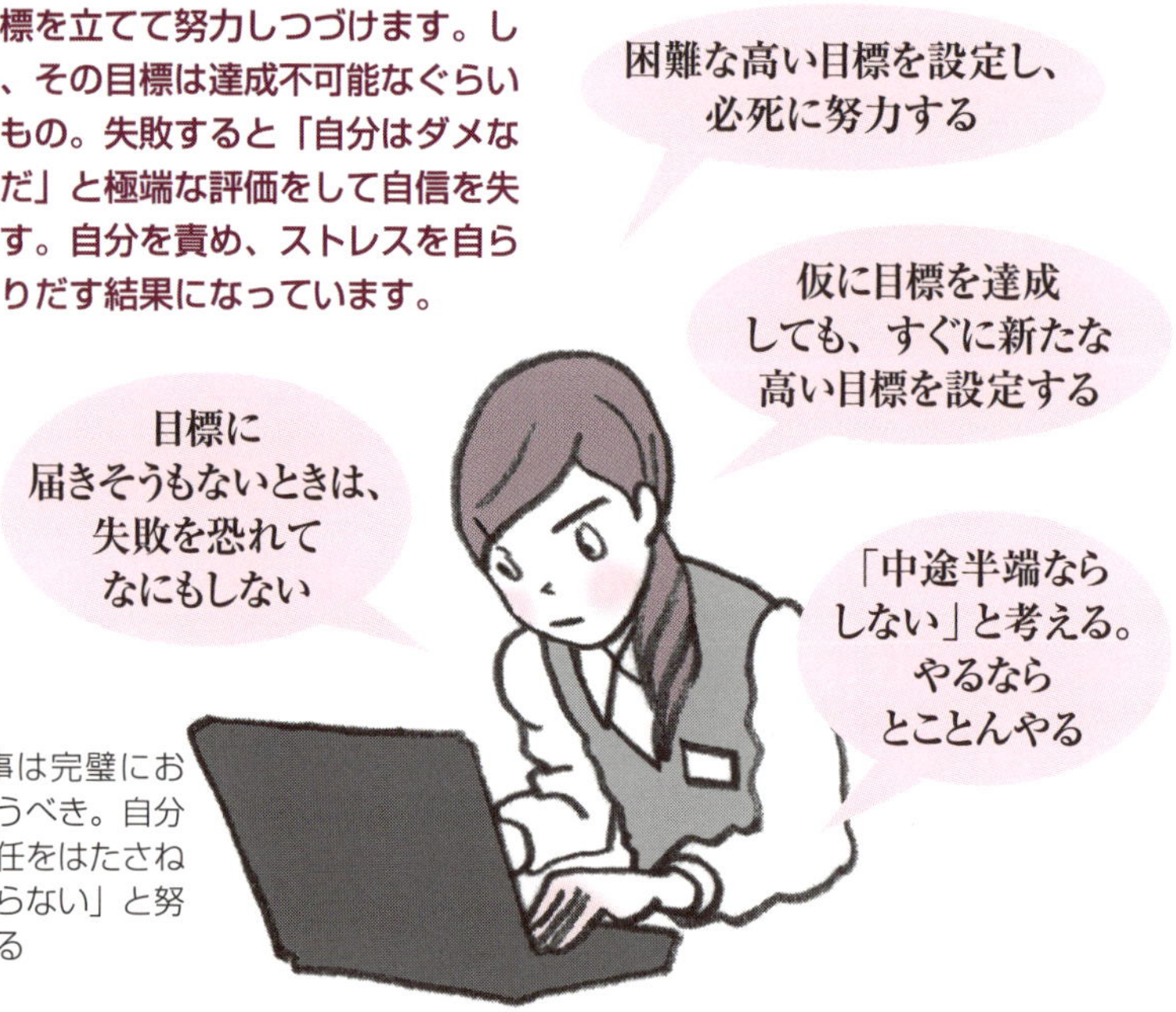
困難な高い目標を設定し、必死に努力する
仮に目標を達成しても、すぐに新たな高い目標を設定する
目標に届きそうもないときは、失敗を恐れてなにもしない
「中途半端ならしない」と考える。やるならとことんやる

「仕事は完璧におこなうべき。自分の責任をはたさねばならない」と努力する

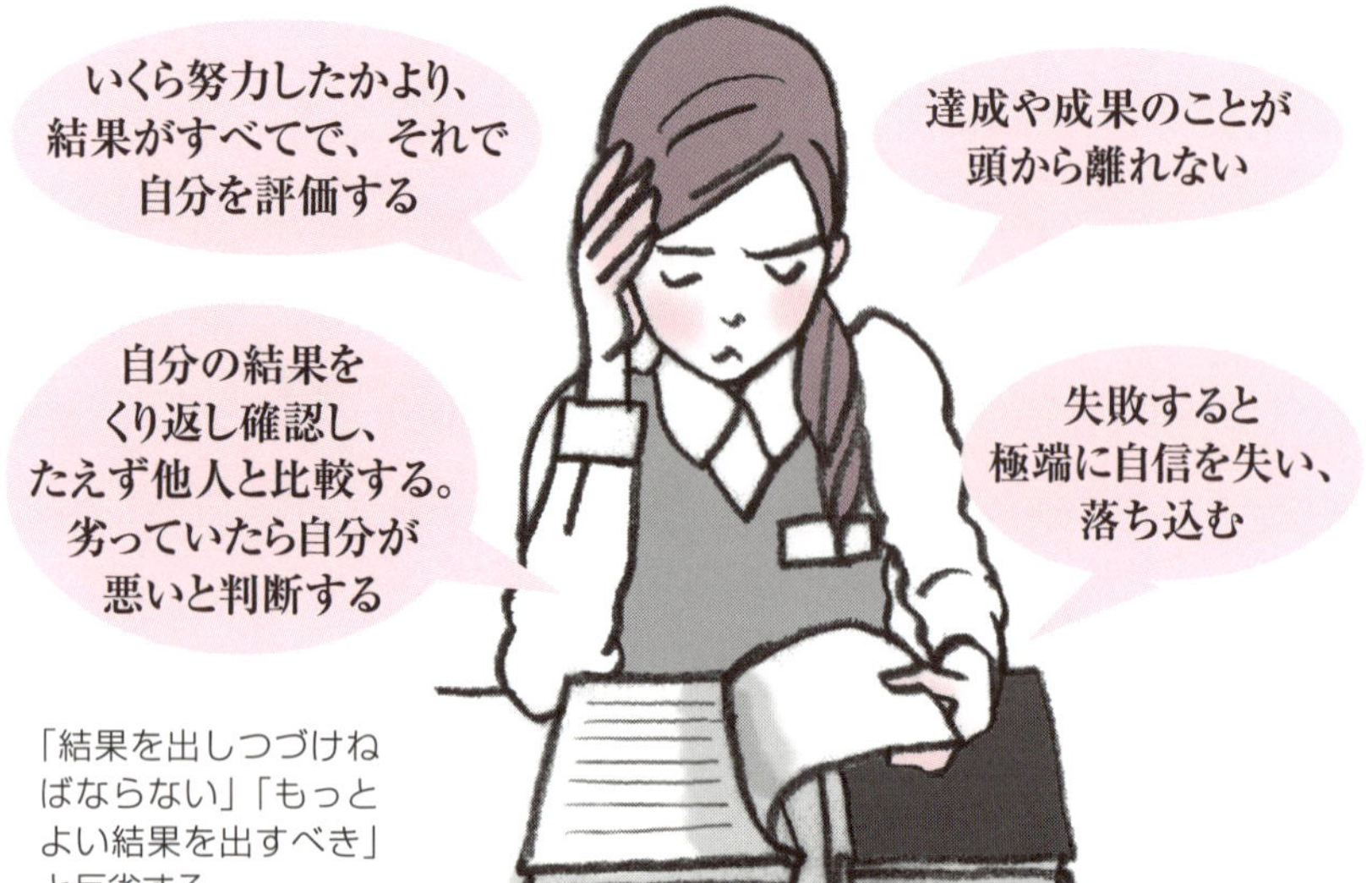
いくら努力したかより、結果がすべてで、それで自分を評価する
達成や成果のことが頭から離れない
自分の結果をくり返し確認し、たえず他人と比較する。劣っていたら自分が悪いと判断する
失敗すると極端に自信を失い、落ち込む

「結果を出しつづけねばならない」「もっとよい結果を出すべき」と反省する

完全主義を改めれば摂食障害の回復につながる

「徹底的にすべき」「結果を出さねば」と常にがんばっていませんか。摂食障害では、こうした完全主義の人が多いようです。

この矛先が体重や体形に向かうと、過激なダイエットをしたり、食にこだわったりすることになります。摂食障害を治したいなら、完全主義をやめましょう。

自分がこだわっているのは小さいことだと考えてください。かえって結果が出ず、失敗のもとをつくっているのです。「失敗から学ぼう」という精神で、もっと大きな視野に立ちましょう。

常に結果を出しつづけるのは不可能です。自分を追い込まずプロセスを大事にして、「十分がんばった」と自分をほめましょう。

「〜べき」思考をやめる

完全主義を緩和するには、「〜べき」と考えるところを「〜したい」に変えるといいでしょう。毎日続けるうちに、完全主義から徐々に脱することができます。

❶「〜べき」を挙げる

自分が「〜べき」と考えていることを挙げます。

- 近所の人に毎朝あいさつすべき
- 休まずアルバイトに行くべき
- 体重を40kg以下にすべき
- ウォーキングを毎日1時間すべき
- 毎晩11時までに寝るべき

❷なぜ？ 理由を考える

挙げた項目について、なぜそう考えるのか理由を書きます。

- 母がそう言う
- 店長が要求している
- ある女性タレントはスリム
- 健康本に書いてあった
- 先生が言った

❸「〜したい」リストをつくる

挙げた項目のうち、不可能と思えることに二重線を引きます。自分がやりたいことだけを残し、「〜したい」と書き換えます。

- 近所の人に毎朝あいさつしたい
- 休まずにアルバイトに行きたい、しかし都合が悪いときは休む
- 毎晩11時までに寝たい、ときには遅くまでテレビをみたい

▼

うまくいかないこともある

▼

それでもOK

できそうな項目から始めます。うまくいかないこともありますが、半分ぐらいできればいいとします。毎日続けます。

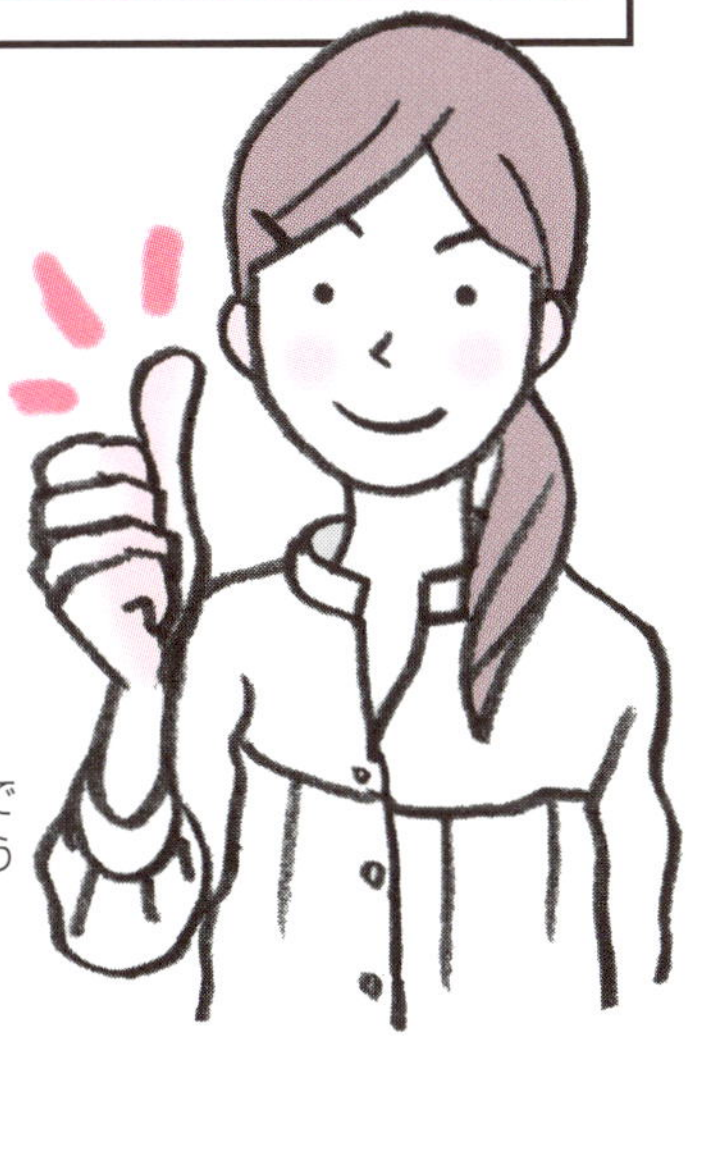

そのときの状況によって達成できないこともあると納得しよう

ひきこもり

やりたいことをどのようにしてみつけるか

少しでも体重が増えたり、体力がついてきたりしたら、体を動かしましょう。暇つぶしや気晴らし程度だと考えて、趣味や短時間のアルバイトでいいのです。嫌ならやめればいいと気楽に構えましょう。

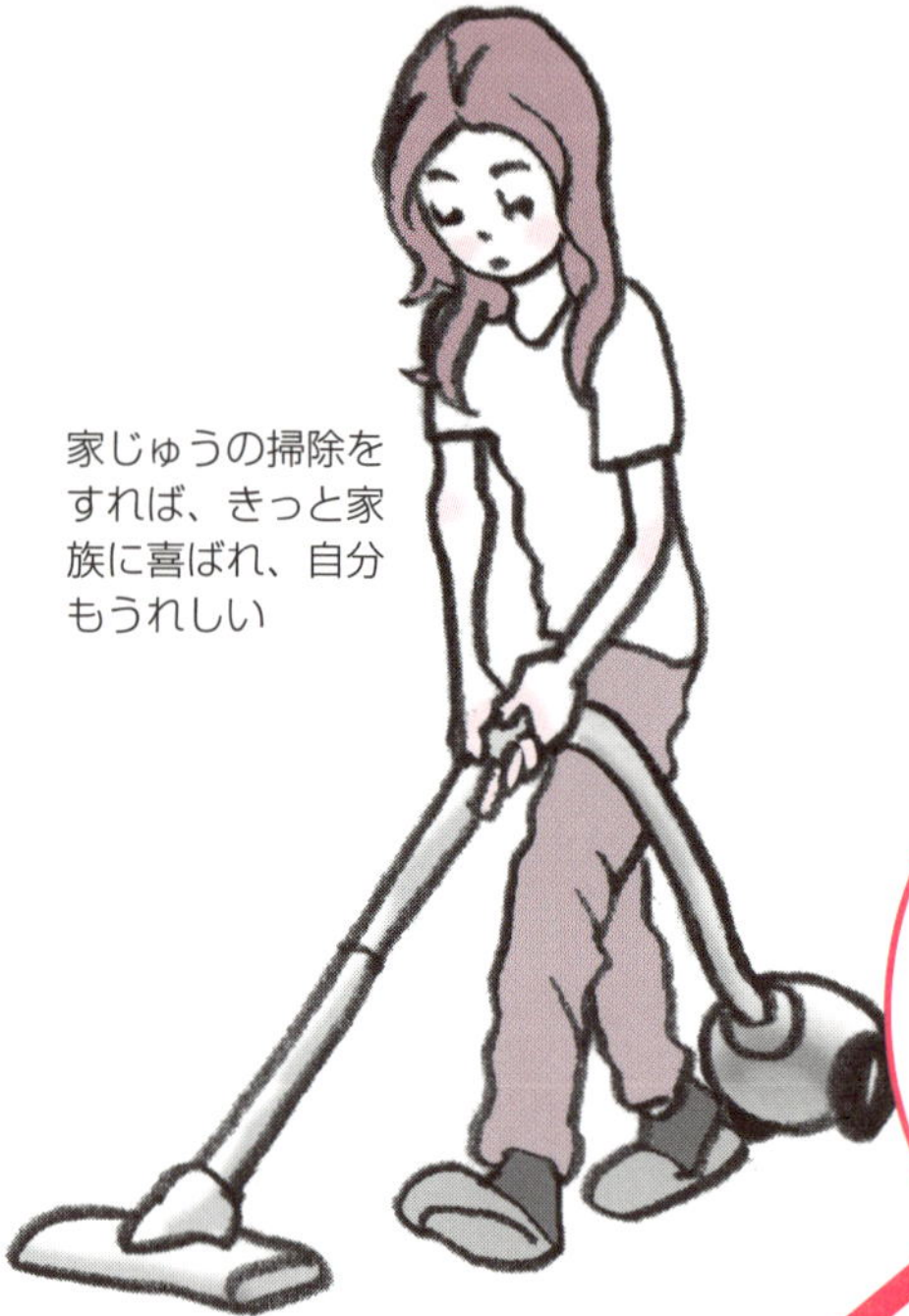

家じゅうの掃除をすれば、きっと家族に喜ばれ、自分もうれしい

体力から考える

やりたいことなんかないと家にこもっていると、社会的な適応力を失ってしまいます。体力に合わせてできる活動を始めましょう。

まずは身近な活動から
外出できるほどの体力がないなら、家の中でできることをしよう

家事　趣味

アルバイト
ある程度の体力があるなら、アルバイトを。仲間ができ、仕事への充実感が得られる。バイト料を受け取ると達成感も。ただし、身体的に厳しい仕事は避ける

サークル活動　習いごと
体力的に自信がなくても近所の絵画教室や音楽教室、英会話教室などなら通えることもある。体力がついてきたらスポーツを始めてもいい

学校の部活動
学生なら部活動を積極的にするのもおすすめ。治療以外の目標ができ、人生にやりがいが生まれる。仲間ができることも大きな励み

できることから始めてみる

体重や食べ物のカロリーのことばかり考えて、一日じゅうなにもしないのはよくありません。将来に対する不安や心配が募るばかりで、抑うつ気分になります。

摂食障害の症状があっても、できることはあります。アルバイトやパートでもいいし、サークル活動でもかまいません。つらかったり自分に合わないと思うなら、やめて次を探せばいいのです。

まずは自分の体力に合わせて家事から始め、徐々に家の外に出て活動していきましょう。

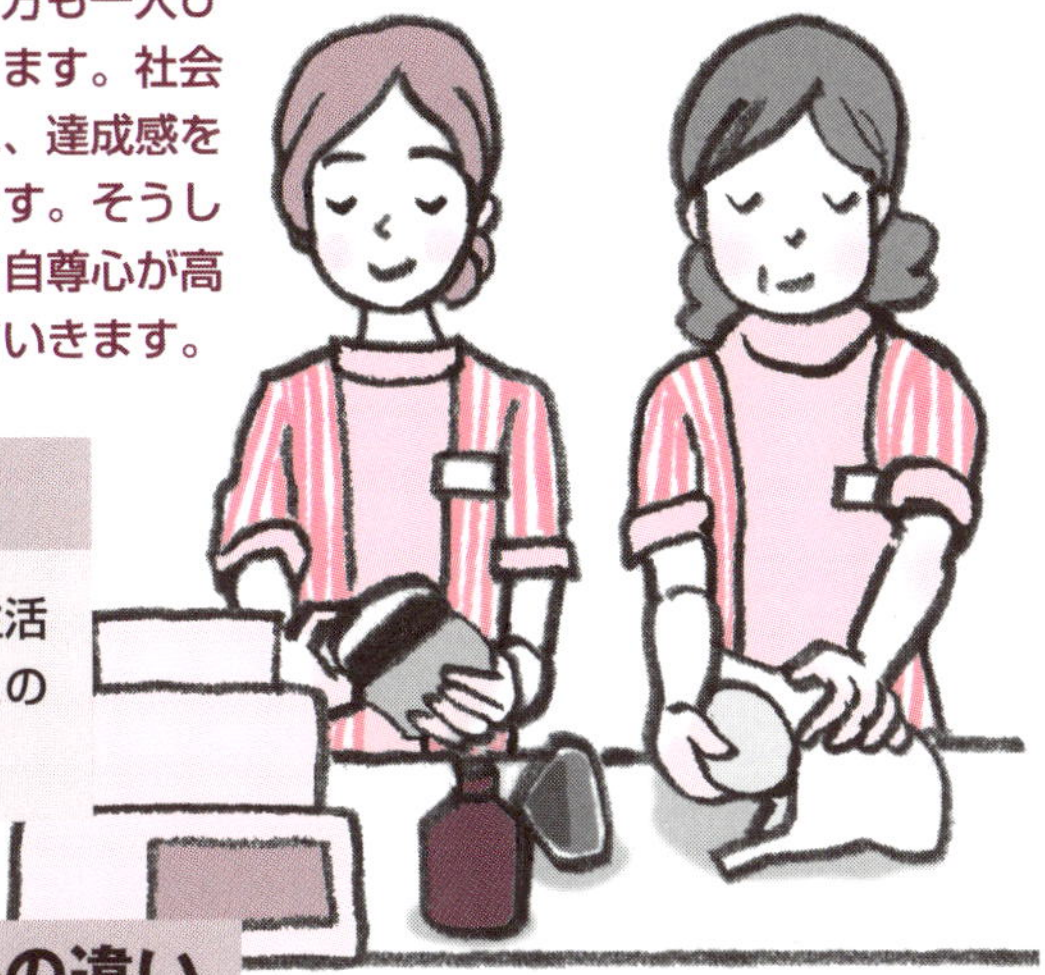

アルバイト先の同僚との出会いで、自分の考え方や体について見直すきっかけができた

社会に出てわかること

社会に出ればいろいろな人に出会い、スタイルも考え方も一人ひとり違うことに気づきます。社会に出れば人に感謝され、達成感を得られることもあります。そうした積み重ねで、徐々に自尊心が高まり、病気が回復していきます。

体力の違い

食事や睡眠など、生活リズムを整えることの大切さがわかる

スタイルの違い

自分だけが嫌なスタイルではないし、人はスタイルでは決まらないことがわかる

無力感の解消

アルバイトで得たお金が達成感になる。自分にもできることがあるという自信がつく

治りかけのうつ気分は誰にでもあること

食習慣が変わり、生活リズムが整って、摂食障害が回復してくると、逆に気持ちが落ち込んでくることがあります。外に出はじめたころには、抑うつ気分になることもあります。

これは多くの人が感じること。なんでも新しいことを始めると、不安になったり、戸惑ったりするのは自然な感情です。これまで経験したことのない状況で、結果が予測できないのですから、無理もありません。

そこでしりごみせず、社会に出ていく勇気をもちましょう。いずれ社会の一員として復帰することをめざしているのです。自分のプラスになるのだと考え、外出を楽しみましょう。

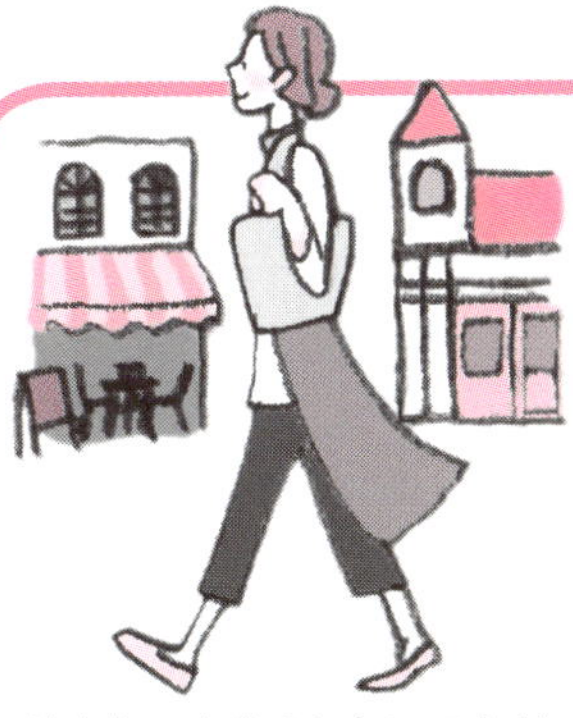

外出先で自分のしたいことがみつかる可能性もある

気分の落ち込み

「生きている価値がない」人などいない

闘病生活が長くなると抑うつ気分が強くなり、自分には「生きている価値がない」と絶望することがあります。病気のために心が不安定になっていませんか。存在価値のない人間などいないのです。

抑うつ気分に

闘病期間が長くなると、憂うつになり、気分が落ち込みます。イライラしてなにもできなくなります。その状態が続いているのは、うつ病を発症している可能性があるので、医療機関を受診します。

闘病が長期にわたる

摂食障害の回復が遅れたり、体重や食習慣が思うようにコントロールできなかったりする。また、社会に出はじめるころに抑うつ気分になることもある（→ P67）

自分を責める

病気になったこと、回復しないことを、自分がダメなせいだと思い、自責の念にとらわれる

気分の落ち込み

気持ちが落ち込み、悲しくてなにもする気がなくなる。イライラして焦りや怒りがわくこともある

うつ気分

生きていてもしかたがない、死んだほうがましだと考える

うつ病

精神療法や薬物療法などの治療が必要になる

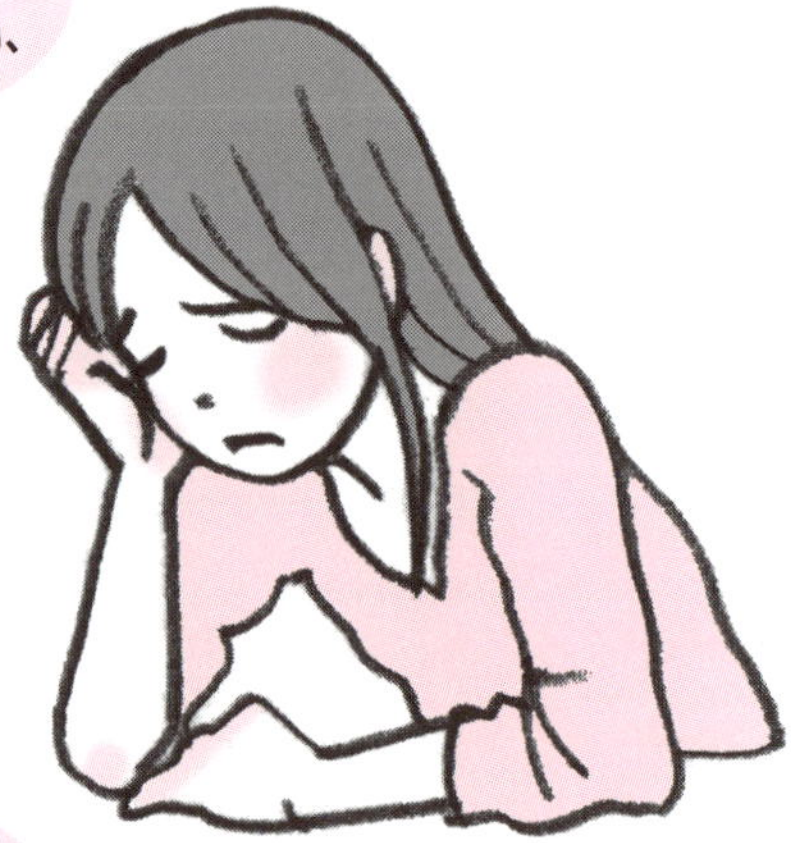

好きな趣味も手につかないほどの落ち込みが２週間以上続いたら、うつ病の可能性が高い

うつ病を発症することも

拒食症や過食症の約半数の人に、うつ病を合併することがあります。抑うつ気分や意欲の低下が２週間以上続き、「生きていてもしかたがない」などと思うようになれば、受診するほうがいいでしょう。

自傷行為へもつながる

生きている価値がない、もう死んでしまおうと思い詰める人もいます。また、やるせない気持ちのはけ口が自傷行為になる場合もあります。

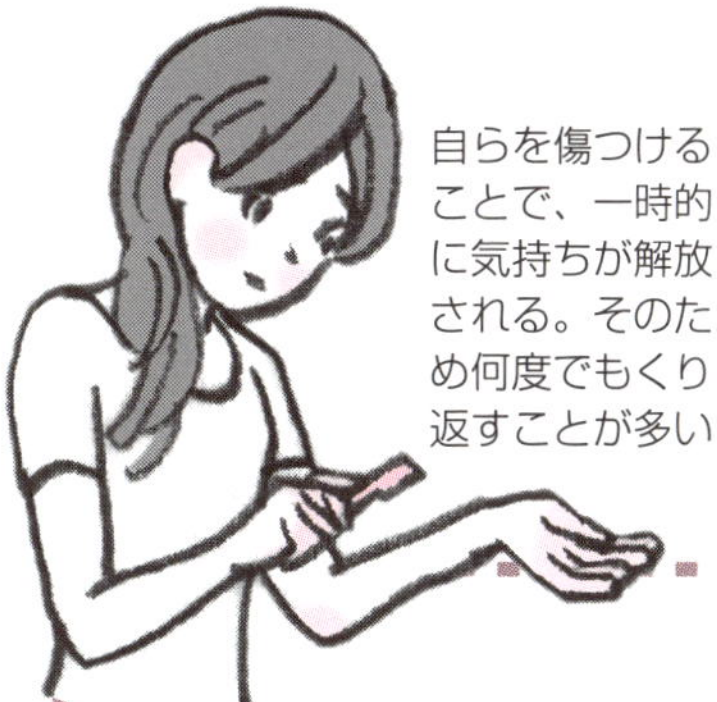

自らを傷つけることで、一時的に気持ちが解放される。そのため何度でもくり返すことが多い

複雑な心理

衝動的に手首を切ったり、暴力に走ったりするのは、死にたいという気持ちだけではありません。本人にもよくわからない複雑な心理があります。

疎外感
周囲の人から無視されているように感じる

逃避
嫌なことや考えたくないことを頭から消し去りたい

無能力感
自己嫌悪や無能力感から、自暴自棄になる

解離《かいり》
不安や恐怖で精神不安定になり、自分がなにをしているかわからない

怒り
自分に対して怒る。他人に怒る場合は暴力行為になる

伝え方を変える

気持ちを話す
つらく苦しい気持ちを、行為ではなく言葉にしましょう。家族に悩みを聞いてもらいます。摂食障害があることを打ち明けるだけでも楽になります。

書いて見せる
日記や手紙を書きます。できれば、家族や医師に見せます。他人に見せられなくても、自分自身の気持ちを整理することができます。

一時的な感情からの自傷行為が、周囲の誤解のもとになることがあります。自傷行為・暴力をくり返すと、周囲は混乱し、自己嫌悪も強くなります。1回でも減らすよう自制してください。

生きていることじたいに価値がある

摂食障害が思うように回復しないと、気持ちが落ち込み、生きる意欲がなくなることがあります。しかし、考えてみてください。多くの人は、食べるため、生活するために生きています。生きる価値や意味を知って生きている人はどのくらいいるでしょうか。

回復が遅れているのは悪い要因が重なっているだけです。むしろ、病気があっても生きているのは、すごいことです。

完治をめざさなくてもいいのです。今より体重を減らさず、入院しなくてもすむ体力を保ち、できる活動をする。小さな幸せをみつけて生きていってください。

COLUMN

食習慣が戻るまではアルコール厳禁

過食しやすい。今までの努力が無駄になる

栄養障害のある体にアルコールは害になる

うつ病や不安症の合併も多い

食事の管理がゆるんでしまう

アルコールは過食をひき起こしやすいものです。酒の影響で気が大きくなり、食事制限をゆるめてしまいます。

拒食症があるならアルコールは厳禁です。栄養障害にアルコールの害が加わり、内臓を傷めます。

寝付きをよくするためといっても、寝る前のお酒はいけません。

食習慣が戻れば、適量の飲酒はできます。

アルコール依存の合併は少なくない

摂食障害にアルコール依存が合併する危険があります。すると、摂食障害の回復が遅れたり、生命の危険に陥りやすくなります。また、飲酒によってさらに食べたくなることや、過食の再開につながることもあります。

もし、自分がアルコールへの依存状態にあるかもしれないと思うなら、早急に専門的な治療を受ける必要があります。

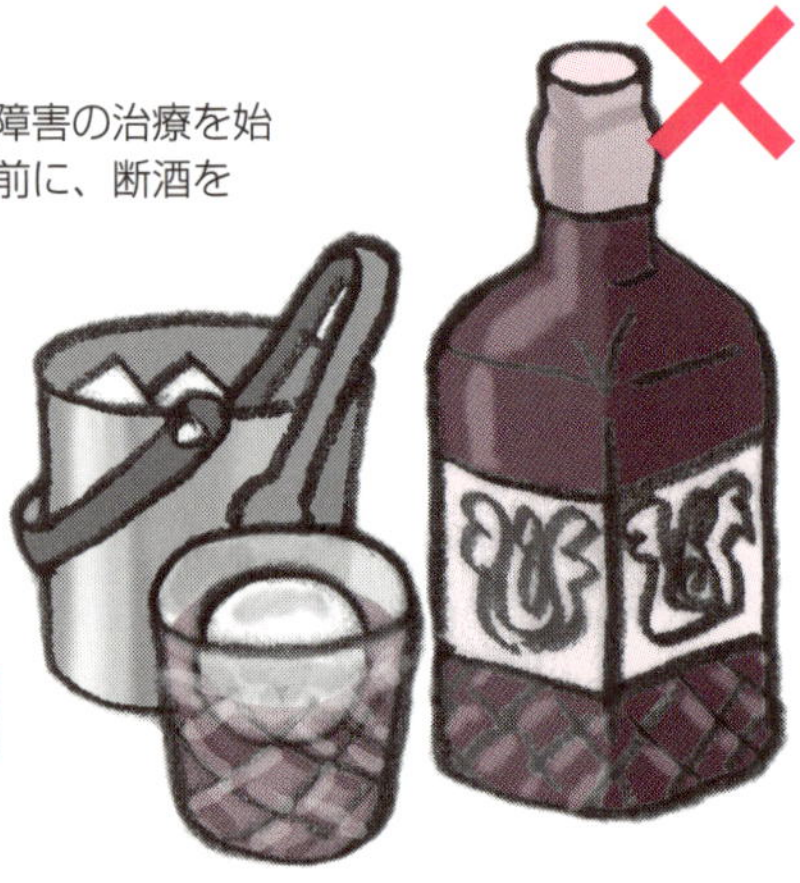

摂食障害の治療を始める前に、断酒を

4

医療機関との つきあい方

「ダイエットをしすぎたのか、体の調子が悪い」
「これ以上がんばれない。病院に行ったほうがいいのか」
……摂食障害が重症化したり、合併症を発症したら
医療機関を受診したほうがいいでしょう。
心の症状が重ければ精神科か心療内科、
体の症状が重ければ、まず内科を受診します。
通いやすく、相性のよい医師を探しましょう。

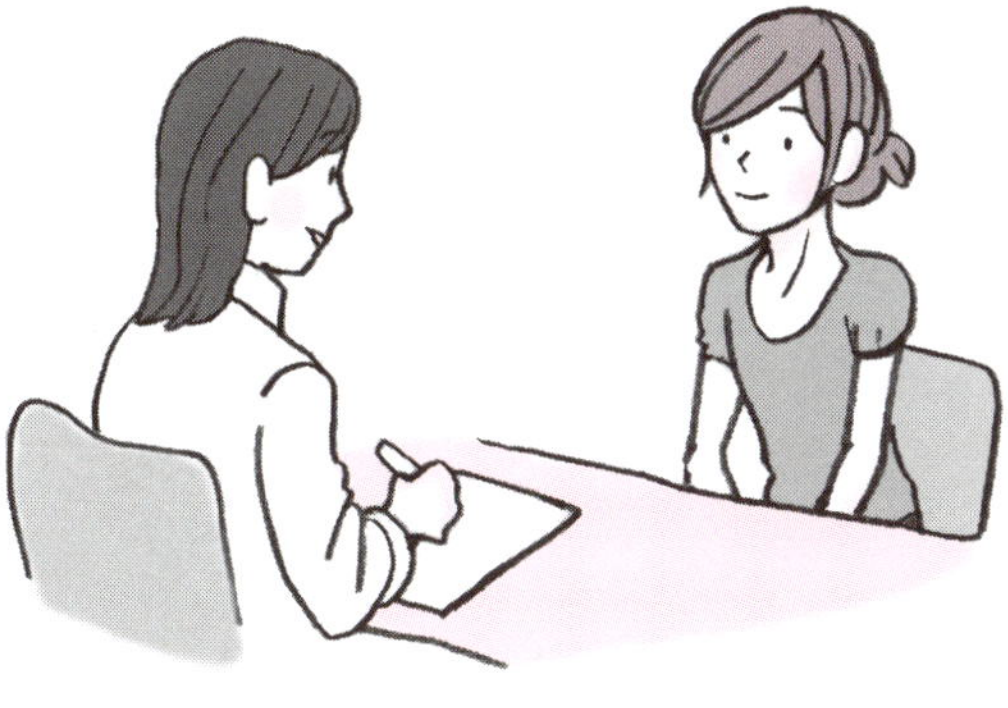

受診の目安

体重が四〇キロ以下になったら要注意

やせはじめたきっかけがダイエットでも、極端にやせた状態は、健康的ではありません。四〇キロで要注意。三五キロ以下になれば受診をすすめます。自分で摂食障害かどうかチェックしましょう。

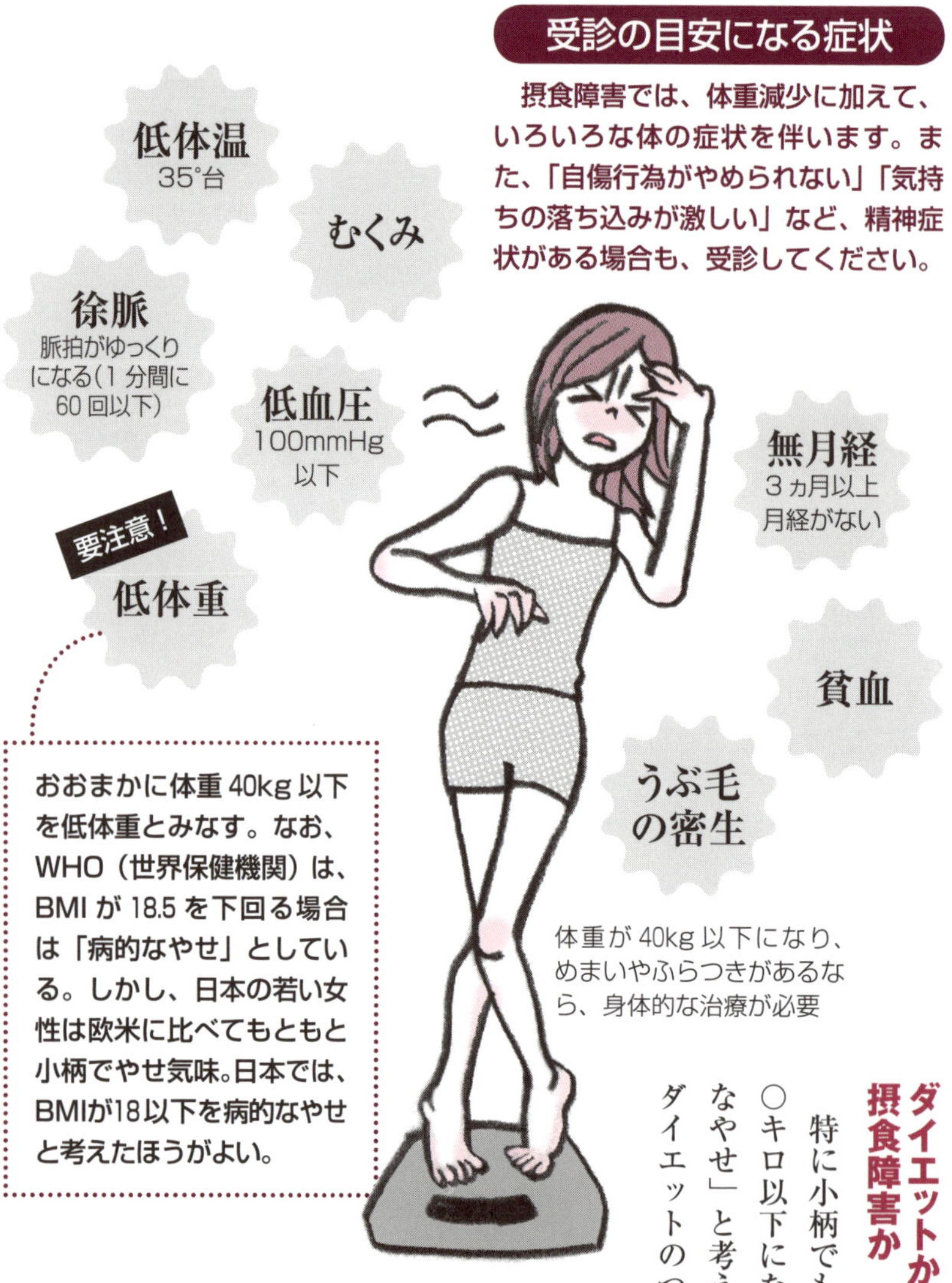

受診の目安になる症状
摂食障害では、体重減少に加えて、いろいろな体の症状を伴います。また、「自傷行為がやめられない」「気持ちの落ち込みが激しい」など、精神症状がある場合も、受診してください。
低体温
35°台
むくみ
徐脈
脈拍がゆっくりになる(1分間に60回以下)
低血圧
100mmHg以下
無月経
3ヵ月以上月経がない
要注意!
低体重
貧血
うぶ毛の密生
おおまかに体重40kg以下を低体重とみなす。なお、WHO(世界保健機関)は、BMIが18.5を下回る場合は「病的なやせ」としている。しかし、日本の若い女性は欧米に比べてもともと小柄でやせ気味。日本では、BMIが18以下を病的なやせと考えたほうがよい。
体重が40kg以下になり、めまいやふらつきがあるなら、身体的な治療が必要

ダイエットか、摂食障害か

特に小柄でもないのに体重が四〇キロ以下になった場合は、「病的なやせ」と考えられます。本人はダイエットのつもりでも、三五キロ以下なら受診する必要があります。

やせにより、合併症として内臓疾患が隠れていることもあります。体重減少に加えて、「体重が少し変化するだけで、気持ちが大きく左右される」場合は、拒食症の可能性があります。

自己チェックしてみよう

摂食障害の傾向があるかどうか、自分で客観的にチェックしてください。ただし、このリストはあくまでも目安。点が高くても摂食障害とは限りませんし、点が低いなら問題がないとも断言できません。ほかの症状なども考慮して、必要なら医療機関を受診しましょう。

このごろのあなたの様子について、当てはまると思う数字に○をつけてください。

	いつも	しばしば	ときどき	まったくない
1 嫌なときやつらいとき、たくさん食べてしまう	4	3	2	1
2 丸一日、まったく食事をとらないことがある	4	3	2	1
3 食事に関する問題で、仕事や学校にさしつかえが出ている	4	3	2	1
4 毎日の仕事が食べ物のことに費やされてしまう	4	3	2	1
5 食べ出したらやめられず、おなかが痛くなるほどむちゃ食いしたことがある	4	3	2	1
6 食べ物のことで頭がいっぱいになる	4	3	2	1
7 自分の食習慣を恥ずかしいと思う	4	3	2	1
8 食べる量をコントロールできないのではないかと心配になる	4	3	2	1
9 むちゃ食いするために、はめを外してしまう	4	3	2	1
10 食べ過ぎたあと、後悔する	4	3	2	1
11 あなたがもっと食べるよう、家族が望んでいるように思う	4	3	2	1
12 みんなからやせていると言われる	4	3	2	1
13 みんなが、少しでもあなたに食べさせようとしている	4	3	2	1
14 体重が増えすぎるのではないかと心配をする	4	3	2	1
15 下剤を使っている	4	3	2	1
16 食べたカロリーを使い果たそうと、一生懸命に運動している	4	3	2	1
17 いつも胃の中を空っぽにしておきたいと思う	4	3	2	1
18 食後、嘔吐したい衝動にかられる	4	3	2	1
19 体重が増えるのが怖いと思う	4	3	2	1
20 体重にとらわれすぎていると思う	4	3	2	1
21 みんなから非常にやせていると思われている	4	3	2	1
22 食後、嘔吐する(吐き出す)	4	3	2	1
23 普通にご飯を食べたあとでも、太った気になる	4	3	2	1
24 少しでも体重が増えると、ずっと増えつづけるのではないかと心配になる	4	3	2	1
25 自分は役に立つ人間で、みんなに必要だと思われていると思う	4	3	2	1
26 このごろ、異性に対して関心がなくなった	4	3	2	1
27 非常に多くの量をむちゃ食いしたことがある	4	3	2	1
28 (27の続き) そのときみじめな気持ちになった	4	3	2	1

■採点方法

1、4、5、6、7、8、9、11、12、13、21、27の答えの数字を合計する。合計23点以上になったら、受診を検討する。

摂食障害症状評価尺度(SRSED)より一部改編

受診先

相性のよい先生が自分にとっての名医

摂食障害の治療を受けようと思っても、どこを受診すればよいのか迷う人は多いもの。受診の際は、専門医に限らず、体と心をしっかりみてくれて、「相性がよい」と感じられる医師を探しましょう。

何科にかかる?

摂食障害の専門医が少ないことに加えて、精神科を受診するのに抵抗を感じる患者さんは少なくありません。現状では、患者さんが自分の症状に合った科を受診し、そこで治療を続けているケースが多いようです。

体の症状が重い場合

内科

急激なやせ、体重減少、疲労しやすい、不整脈、むくみなどを生じる。いずれも、やせたことが原因で起こる身体症状

婦人科

極端な低体重や過食・嘔吐は、月経不順や無月経を招く。体重が回復しても無月経が持続する

神経内科は心の病気を扱う診療科ではありません。神経の病気を扱う科なので、摂食障害は専門外です。

心の症状が重い場合

心療内科

ストレスや身体症状が強い場合など

精神科

死にたい、リストカットがやめられないなど、自傷行為や生命の危険がある場合は、精神科で相談する。摂食障害での受診は望まない場合でも、「つらいうつや不安などの精神症状が続く」と相談を

相談だけなら

養護の先生

健康に関する相談ができる身近な存在。話を聞いてもらったり、受診先を探すのに協力してもらうことができる

スクールカウンセラー

学生の場合、学校に配属されているスクールカウンセラーに悩みを聞いてもらうのもよい。診断や治療はできないが、話すことで、気持ちが楽になる

スクールカウンセラーなど、まずは話しやすい人に相談してもいい

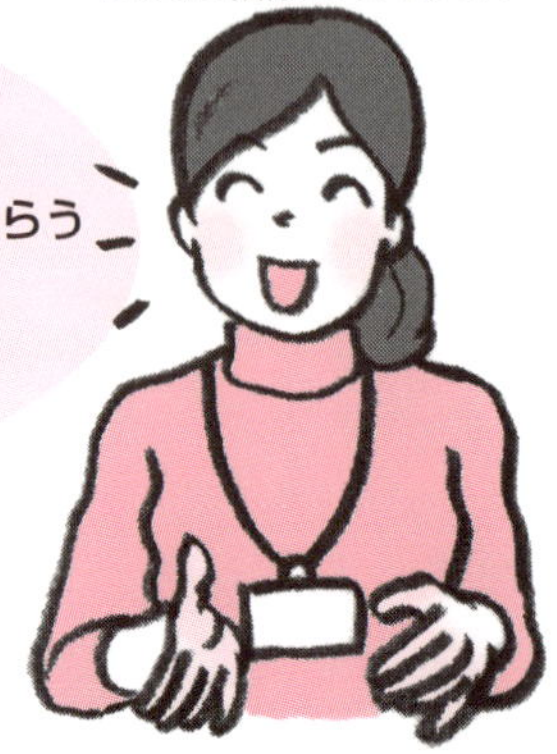

主治医は自分で決める

摂食障害では、患者さんが考え方や生き方を見直すことが治療につながります。治療に取り組むうえで、よいコーチや指導者のようになってくれる医師をみつけましょう。

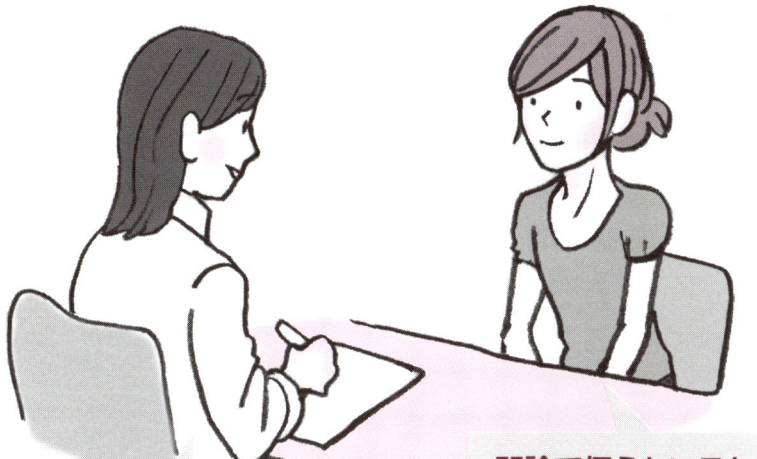

この先生の話はわかりやすいか、話しやすいか、頼れそうか

問診で伝えたいこと

- 発症時期ときっかけ
- 体重（発症前、減少の速度、現在）
- 摂食行動の変化
- 月経の有無、状況
- 問題行動の有無と内容
- 嗜好品（喫煙、飲酒）
- これまで受けた治療

気が合う? 合わない?

治療では、医師から厳しいことを言われる場面も。不都合なことを指摘されるのは誰でも嫌なものですが、それを「相性がよくない」と考えて病院をコロコロ変えていては、よい結果につながりません。医師との相性が気になる場合は、治療方針をよく聞き、納得できるか、信頼できるかどうかを考えましょう。

摂食障害で受診できるのは

摂食障害を専門にみている医師は、あまり多くありません。そのため、治したいと思っても、そもそも受診先がみつからない場合が少なくないのです。

最初の受診先として、身体症状を解消するためと、身近で受診しやすいという点で、ひとまず内科や心療内科、子どもの場合は小児科を受診する人が多いようです。

うつ症状が重い場合や自傷行為などの問題がある場合は、精神科を受診したほうがよいでしょう。

診察では、体や心のケアを続けながら、徐々に摂食障害の治療がスタートします。最初に内科を受診した場合は、医師の判断で、専門医や精神科などを紹介してくれます。

受診先がみつからないときは

摂食障害の専門医でなくても、体の症状を入り口に、治療につなげることができます。本人が受診したがらない場合は、家族だけで、保健所や精神保健福祉センターで相談してみましょう。受診先を紹介してもらえることもあります。また、地域生活支援センターでは、利用できるサービスの情報が得られます。

治療の方針

治療を医師まかせ、病院まかせにしない

「入院治療で完全に治してください。先生におまかせします」という病院や医師まかせの姿勢では、摂食障害から卒業できません。医療機関での治療を受けながら、病気を治すのは自分自身です。

回復するかどうかは自分しだい

摂食障害には、すべての患者さんに有効な特効薬や、万能の治療法はありません。

患者さん自身が、体重コントロールや異常な摂食行動の根本にある心の問題に向き合い、家族や医療者の支援のもと解決していくことが、治療につながるのです。

摂食障害からの回復は、体だけのことではなく、心の成長や成熟と密接に関係しています。これは医師や病院だけにまかせられるものではありません。心の成長は人生におけるさまざまな試行錯誤やいろいろな人との出会いのなかで育まれます。医師や病院も、そのなかの一つとしてみるべきです。

治療の道のり

回復への道を歩むのは患者さん自身。たいへんな坂道ですが、これがどのくらい長いのかは、本人の「治そう」という決意と、努力によって決まります。

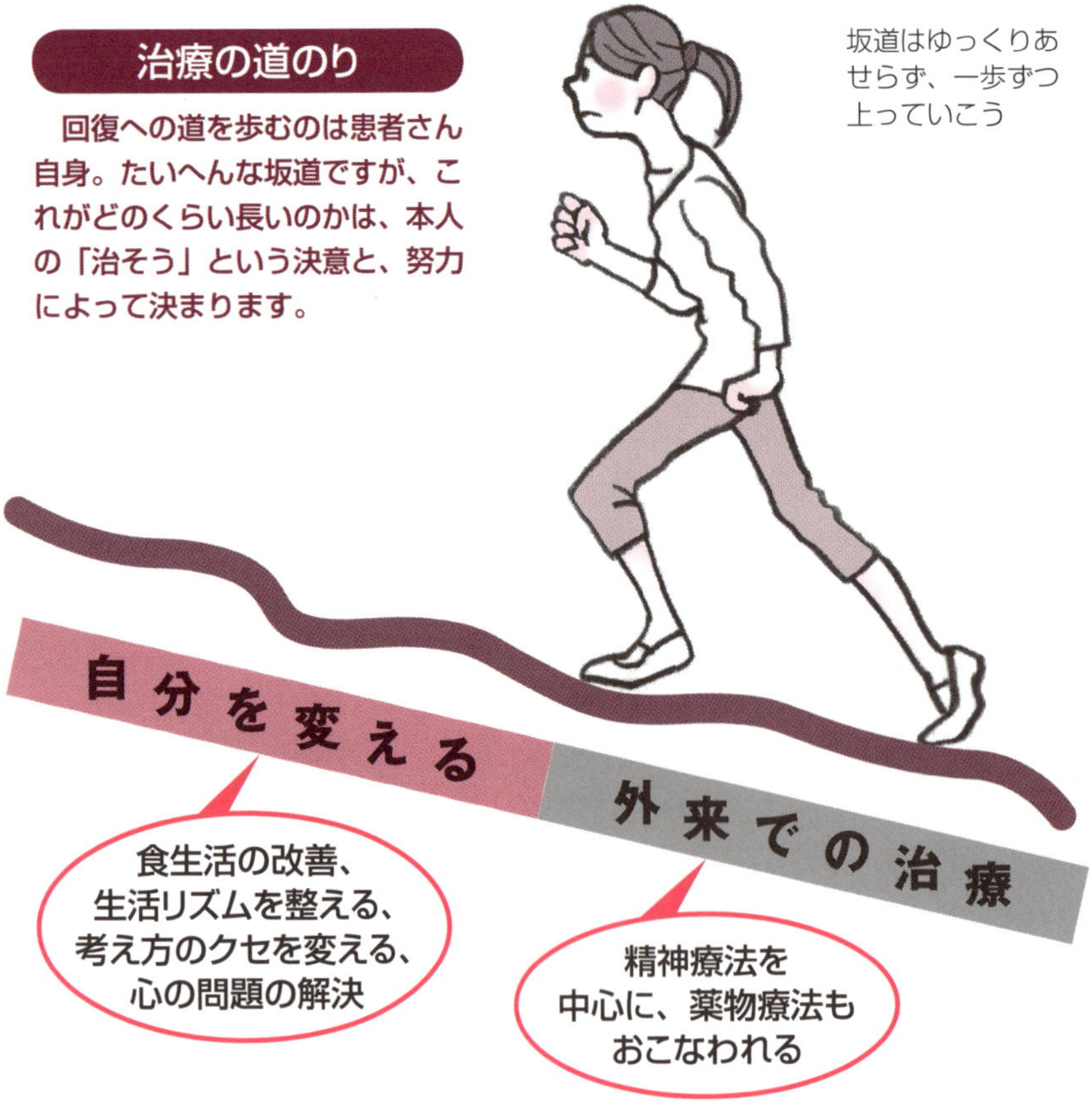

坂道はゆっくりあせらず、一歩ずつ上っていこう
自分を変える
外来での治療
食生活の改善、生活リズムを整える、考え方のクセを変える、心の問題の解決
精神療法を中心に、薬物療法もおこなわれる

治療の流れ

医師との面談をくり返しながら、助言や指導に従い、心身の健康を取り戻していきます。

患者	医師
相談 発症のきっかけ、体重の変化、食事のしかた、人間関係のストレスなどを話す	
	助言 病気や治療法についての説明、生活上の助言
病気の理解 摂食障害は自然治癒はしないなど、どんな病気か理解する。自分で治す意欲をもつ、自分を変える決意が大切	
	食事指導 規則正しい食生活の確立、過食や嘔吐のやめ方の指導
体力回復、心の問題へ 心の問題に取り組むのは、体力が少しでも回復してから。人間関係の悩み、将来への不安などを話す。そのなかで解決策をみつけていく	
	精神療法 摂食障害は心の問題を回避するための不適応解決策であることに、気づいてもらう

回復

誤解を正す心理教育

摂食障害、特に拒食症の人は、体重が増えるのを恐れ、やせることを切望します。そして、それを実現するために偏った食生活に陥ったり、食べては吐くといった異常な行動を起こします。

この背景には、食べ物の栄養やカロリー、適切な食べ方について正しく理解していないことや、体形や体重についての誤った認識があります。

そして自分は「ただやせているだけ」「ただの食べ吐き」と病気を認めません。したがって、病気についての正しい知識と理解を得ることが大切となります。

再発を防ぐのも自分

いちど改善しても、ストレスが増したときに症状が現れ、再発する恐れがあります。再発の危険を感じたときや、食行動が悪化しそうなときに、「直面しているストレスを冷静にふり返り、解決のための計画を書き出す」などして、具体的な対策を立てましょう(→ P58、P20～23)。

治療の進め方

基本的に外来通院で治すことができる

差し迫った生命の危険がない限り、治療は通院が基本です。日々の生活で困難を経験することや、問題に直面することが、病気に対する問題意識を高め、治そうという意欲につながるためです。

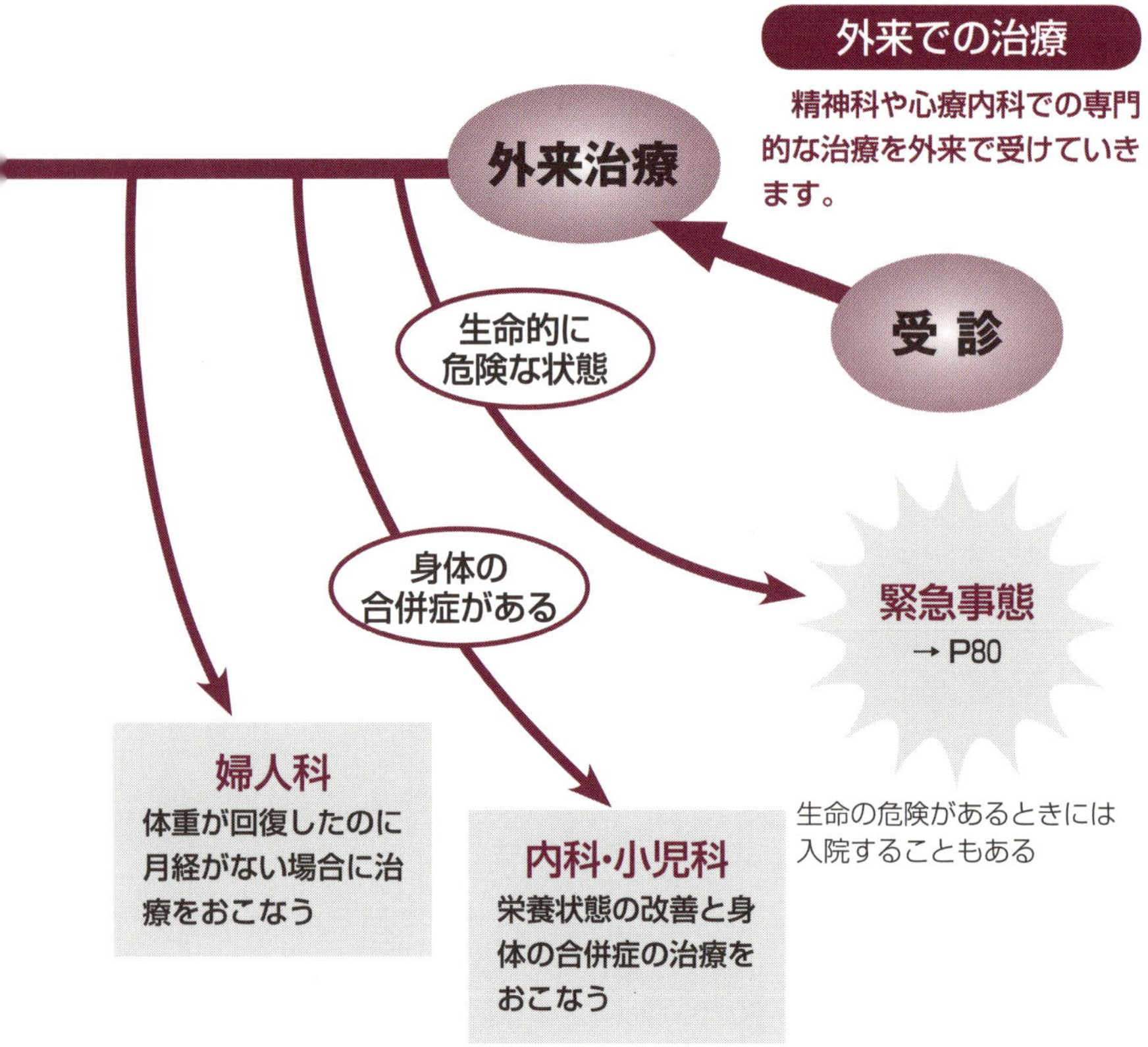
外来での治療
精神科や心療内科での専門的な治療を外来で受けていきます。
受診
外来治療
生命的に危険な状態
緊急事態
→ P80
生命の危険があるときには入院することもある
身体の合併症がある
内科・小児科
栄養状態の改善と身体の合併症の治療をおこなう
婦人科
体重が回復したのに月経がない場合に治療をおこなう

精神療法を中心に外来で治療していく

摂食障害の治療は、基本的に外来治療です。状況によっては短期間入院する場合もありますが、改善したら、外来に切り替えます。

患者さんは、もともと病気を気軽に考えていて、日常生活や社会生活で病気のために支障をきたして初めて、「治さなければ」と感じる人がほとんど。今までと同じ環境で生活し、いろいろな場面で問題に直面して自覚するほうが、「治そう」という意欲を新たにし、努力できるようになります。

長期に入院して社会との接点が少なくなると、本人が問題意識をもつ機会が減り、病気を長引かせる可能性があります。

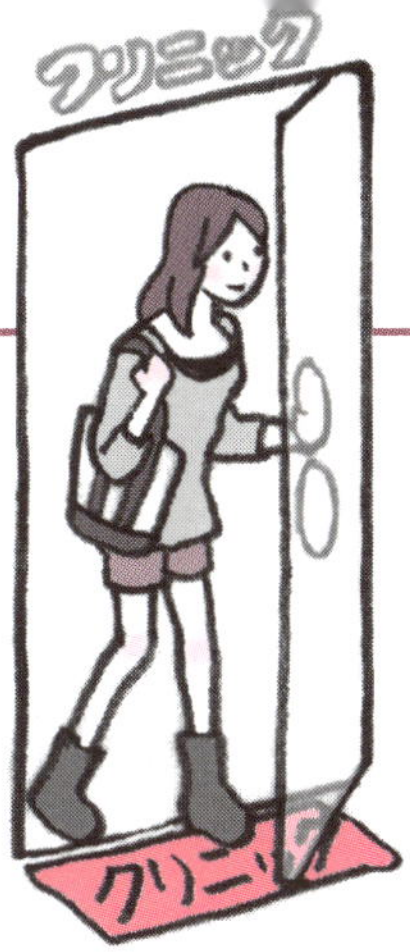

摂食障害は通院で治せる病気。医師の助言や指導をもとに、生活を変えていこう

精神科での外来治療

非常にやせていても、生命の危険がない患者さんや、入院治療が必要な状況ではないか、あるいは入院を拒否する患者さんは、外来治療が基本です。精神科や心療内科では、支持的精神療法を中心に認知や行動に働きかける精神療法がおこなわれます。

精神療法

支持的精神療法

患者さんの話に耳をかたむけ、見守る姿勢を示すことで、不安を和らげ、問題に立ち向かう力を強くします。摂食障害の場合は、心の問題を体重の問題にすり替えていることに本人が気づくよう、段階を置いて進めます。

行動療法

患者さんが納得できる改善目標を設定。その目標を達成するために、食行動をどのように修正するかを段階的に決め、実践します。

認知療法

患者さんは、体重や体形に関する誤った思い込みや、やせなければならないという偏った価値観や信念を抱いています。医師やカウンセラーとの対話を通じて、認知の偏りを修正していきます。

対人関係療法

大切な人との現在の対人関係のあり方を変えていきます。

その他

家族療法、集団療法など。

行動療法の例

拒食症の行動療法の例を紹介します。少量でも食べることから始め、少しずつ目標を上げます。

①導入
- 1日800〜1200kcalを食べる
- 1日3食
- 行動制限。運動は禁止

→

②増加
- 1日1500kcalを食べる
- 1日3食。間食も場合に応じて
- 行動制限は少し解除

→

③持続
- 1日1900kcalを食べる
- 1日3食。間食も許可
- 行動制限はなし

緊急事態

生命の危険があるときには入院治療も

非常にやせると、体も心も不安定になり、ときに命にかかわる状態に陥ります。そのような場合、危機を脱するために入院して、緊急的な治療を受けます。危機を脱したら外来治療に切り替えます。

緊急事態のサイン

下記の症状は、低栄養や体内のバランスの乱れ、精神の不調などによって、生命的な危険が迫っていることを示します。

不整脈、動悸、息切れ
脈拍、呼吸、体温、血圧の異常など、生命的に危険な状態

自殺企図
まさに自殺へとつながるような自傷行為や薬の大量飲み

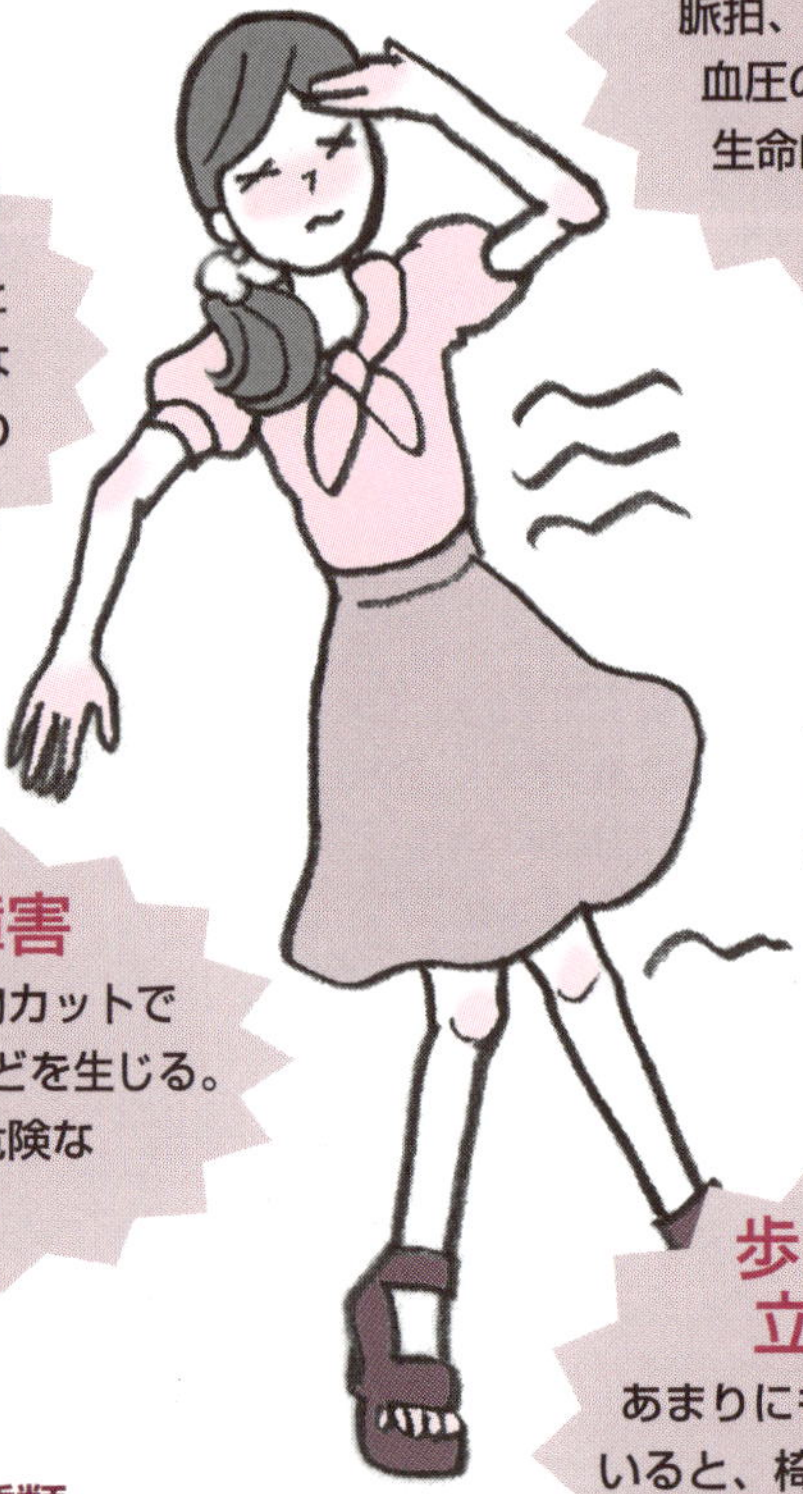

やせすぎてフラフラして、歩行もおぼつかない

意識障害
絶食や炭水化物カットで「低血糖」状態などを生じる。生命的に危険な状態

歩けない、立てない
あまりにもやせて衰弱していると、椅子に座るときにも支えが必要になったり、立ったり歩いたりもできなくなる

著しいむくみ
やせすぎて強いむくみを生じ、歩けない状態になる

▼緊急事態は３種類

精神症状	自傷行為や自殺企図など、生命の危険性が高い状態。重症の精神症状
体の症状	急性肝炎、急性腎不全などの身体合併症
命の危険	脈拍、呼吸、血圧、体温などバイタルサインの異常。意識障害

入院治療でおこなうこと

生命的に危険な状態を脱するための治療をおこないます。重篤な身体合併症や重い精神症状の治療もおこないます。

点滴や経《けい》鼻《び》腔《くう》栄《えい》養《よう》、中心静脈栄養法などをおこなう

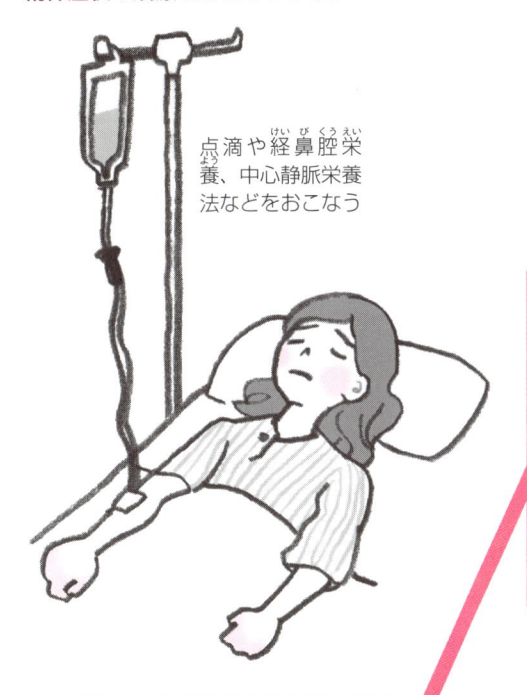

検査

血液検査のほか、
肝・腎機能、電解質検査など。
心電図や胸部エックス線検査で、
心臓の働きや状態を調べます。
脳波・頭部 CT 検査なども
必要に応じておこないます。

入院治療

◆栄養状態の回復

点滴のほか、鼻から挿入したチューブで
栄養を補給します。

◆臓器の機能異常の治療

低栄養やミネラルバランスの乱れからくる
臓器の障害を治療します。

◆精神症状の治療

精神療法や薬物療法で治療します。

退院

入院の原因となった
身体・精神症状が落ち着いたら、
外来治療に切り替えます。
本人や家族には、
「入院中は体と心の
最低限のケアをおこなう。
摂食障害からの真の回復は、
退院後から、本人の努力に
よって進む」ことを、しっかり
納得してもらいます。

生命にかかわる場合のやむを得ない処置

生命にかかわるときや、重い身体合併症が起こっている場合などは、緊急に入院して治療を受けなければなりません。また、自殺未遂や自傷行為があり、まさに死の危険があると判断されたときには精神科への緊急入院が必要です。

そこまでの緊急性はなくても、著しい低栄養状態や、精神症状があるなど、このままでは危険な状態に陥る可能性が高いと判断された場合も、本人の同意のもと、入院治療の適応となります。

合併症の治療

摂食障害と並行して治療していく

摂食障害は、体と心にさまざまな合併症を伴います。摂食障害そのものの治療とともに、合併症へのケアは欠かせません。多くは医療機関での治療が必要となります。

身体的な合併症

体の合併症には、やせによるものと、過食・嘔吐、下剤乱用によるものがあります。いずれも、摂食行動異常が改善して栄養状態がよくなり、体重が戻ってくると改善します。

摂食障害が改善すればよくなる

- 軽度の貧血による疲労感
- 循環器の機能低下、カリウムやナトリウム不足による動悸、不整脈
- 腎臓の機能低下によるむくみ
- 内分泌異常
- 消化器の機能低下による便秘、腹部膨満感

食事量が増えて栄養バランスが改善すると、体重が戻ってきます。体の働きも本来の機能を取り戻します。

摂食障害が改善してもよくならない場合がある

- 無月経
- 骨粗鬆症

通常、BMIが18.5くらいに回復すると月経が再開します。しかし、その段階でも月経が戻らない場合は、婦人科で治療を受けます。特に骨量は月経が再開してから回復するので、時間がかかります。

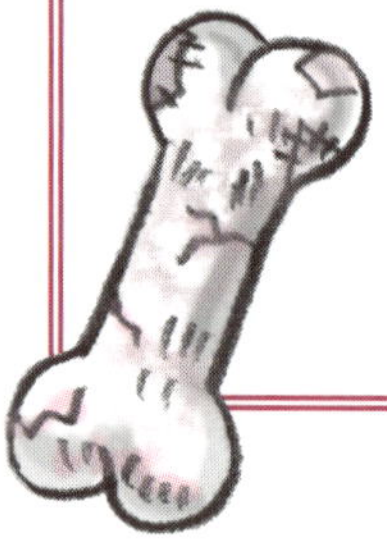

骨粗鬆症から骨折を起こすことが少なくない。また、成長期の摂食障害では身長が伸びないこともある

摂食障害がもとなのか、結果なのか

体の合併症は、低栄養や過食、嘔吐、下剤乱用などの原因で起こります。ほとんどは、摂食障害の治療が進み、栄養状態の改善と体重の増加とともに回復します。

一方、かなり多くの患者さんが、うつ病、不安障害、強迫性障害などの、精神症状を伴います。

これらの病気は、摂食障害が原因で起こる場合と、摂食障害に併発している場合があります。合併症の場合は、摂食障害の治療が進むと改善していきますが、併発している場合は、それぞれの治療が必要です。精神症状には薬物療法も必要になります。根気よく治療に取り組みましょう。

精神的な合併症の治療

摂食障害が原因で起こる精神症状の多くは、栄養状態や体重が回復するとともに改善します。しかし、症状が強い場合には、これを和らげる薬を一時的に使います。

ただし、摂食障害が改善しているのに精神症状が持続する場合、これに対する薬物療法が必要となります。

うつ病

摂食障害にうつ病を伴っていると、治そうという意欲が弱くなるため、早めの治療が重要です。うつ病が改善すると、食事の問題に取り組む力が高まります。一方、摂食障害が原因でうつ状態に陥っている場合は、薬の効果は一時的。摂食障害に対する治療が欠かせません。

不安症

体重が増えることへの不安や恐怖感を生じます。これらは摂食障害の改善により、よくなります。なかにはパニック症を生じる例があります。この場合は、薬物療法をおこないます。

強迫性障害

摂食障害特有の、体重や体形、食物のカロリーに対する強いこだわりのほか、カギの確認や整理整頓など決まった行動パターンにこだわる強迫症状が起こります。体重が増加しても改善しない場合には、薬物療法が必要です。

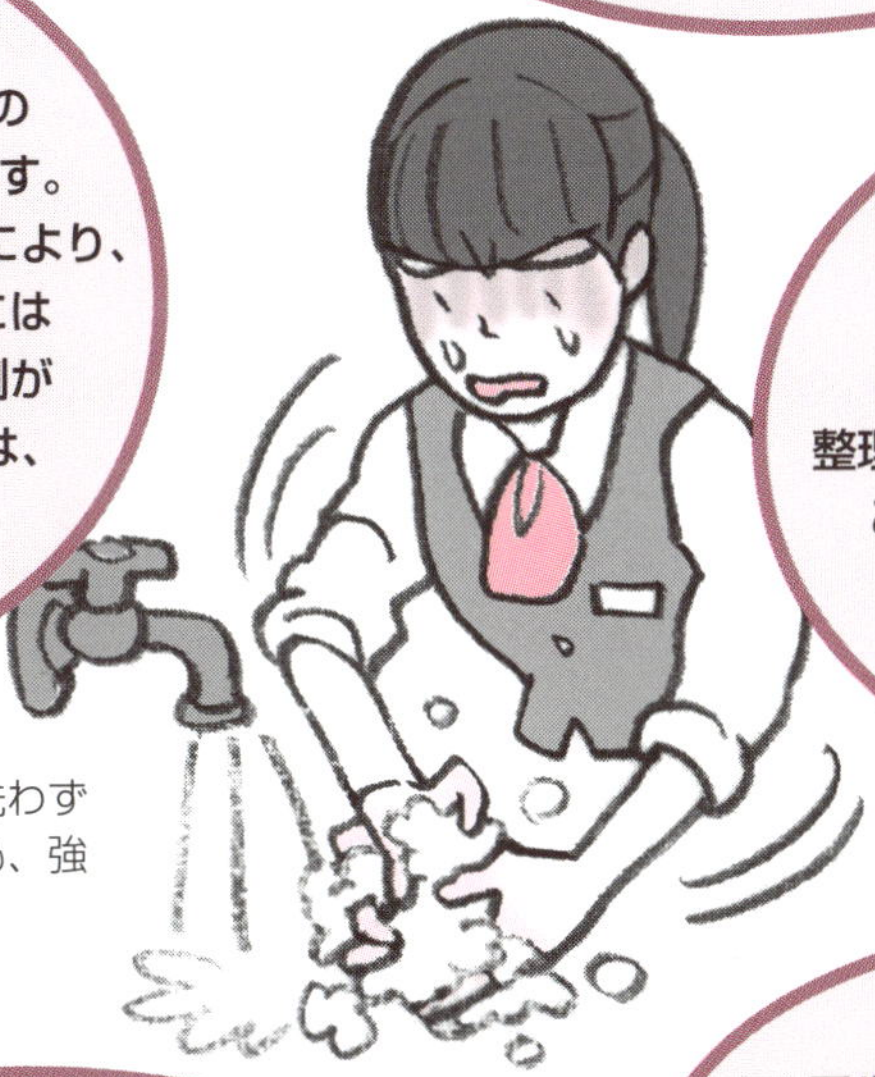

1日に何度も手を洗わずにはいられないのも、強迫症状の一例

アルコール依存

アルコール依存と摂食障害を同時に治療できる医師は少ないので、それぞれ、専門の医師が連携しながら治療に当たります。まずアルコール依存の治療を先行します。

パーソナリティ障害

パーソナリティ障害は、摂食障害と同じように思春期〜青年期に起こる状態です。治療では、パーソナリティ障害の傾向が強い場合は、摂食障害の症状そのものよりも、パーソナリティ障害への対応を優先します。しかし、ほとんどの場合、摂食障害の改善で、よくなります。

COLUMN

摂食障害じたいを治す薬はない

不眠や胃腸症状を改善する薬はあるが……

摂食障害の治療では、しばしば薬を使います。

たとえば、不眠や不安、抑うつなどの精神症状や、胃が重い、おなかが張るといった消化器症状のために食事をとれない場合には、症状を和らげる薬が必要です。また、興奮や衝動性が強いなどの精神症状がある場合には、一時的に気持ちを鎮める薬を使います。

ただしこれらの薬は、あくまでも対症療法。不快な症状を根本からなくすには、摂食障害を解消しなければなりません。

結局、本人の意志が最も重要

摂食障害を根本から治す薬は今のところありません。

過食には一時的に抗うつ薬は効きますが、その効果は長つづきしません。もし、夢のような薬があったとしても、自分が病気とは思っていない患者さんや、自らやせようとしている患者さんが、そのような薬を飲むのを納得するはずがありません。

結局、摂食障害の治療では、本人の「治そう」「自分を変えよう」という気持ちそのものが、回復へと導く薬になるのです。

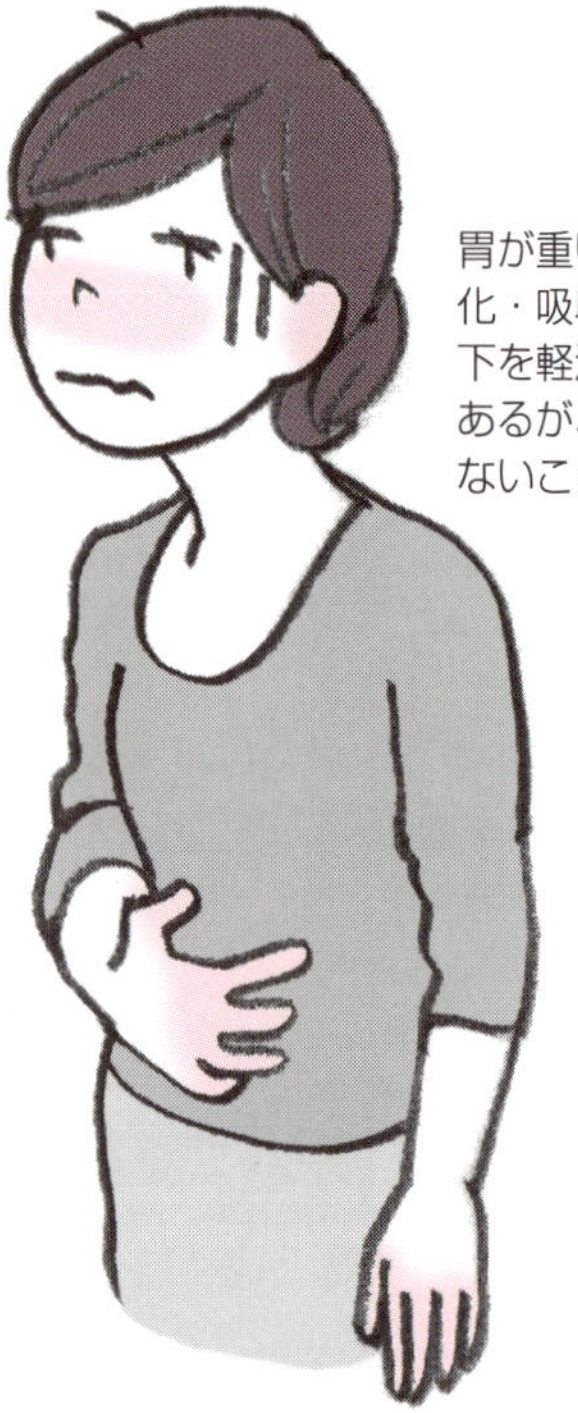

胃が重い感じ、消化・吸収機能の低下を軽減する薬はあるが、頼り過ぎないこと

5

周囲の人ができること

「子どもの摂食障害に親ができることはなんだろう」

「生徒が拒食症らしいが担任はどうしたらいいのだろう」

……周囲の人は、患者さんを心配し、支えたいと思うでしょう。

しかし、やり方によっては、本人を傷つけることも。

してはいけないこと、していいこと、すべきことを
ぜひ知っておいてください。

まずは病気を正しく知ることが大切です。

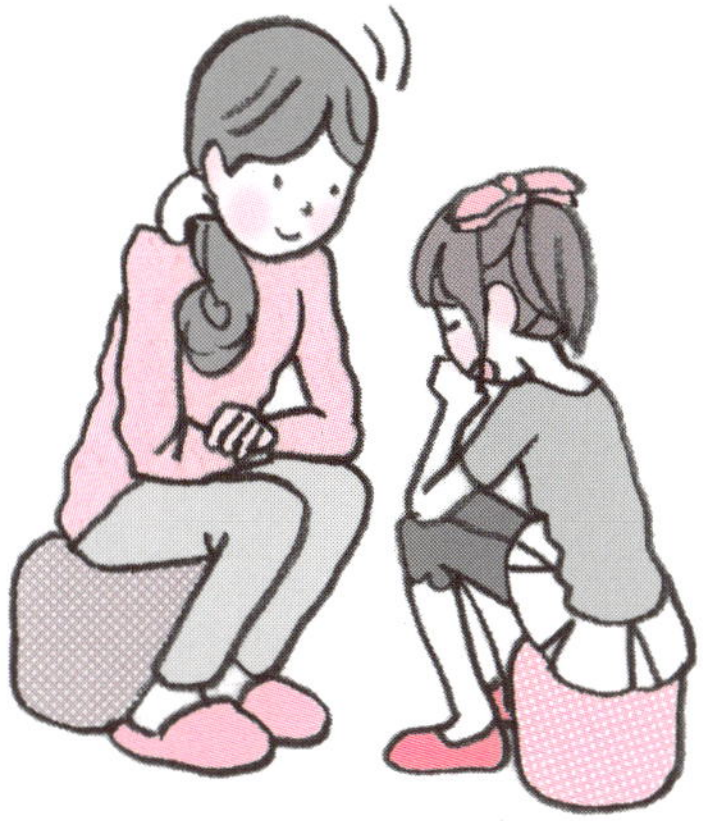

保護者①

口をはさまず子どもの話に耳を傾ける

異常なほどやせていても本人に病気の自覚がない……そんなとき家族、特に保護者は体重コントロールや食事についてくどくどと指図したくなります。しかし、本人の気持ちを置き去りにしないでください。

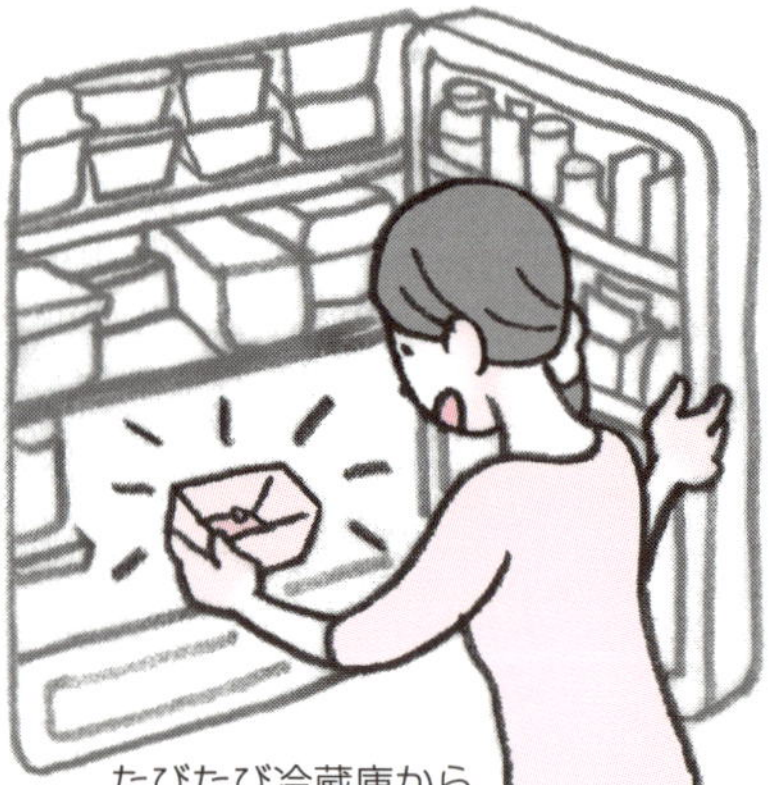

たびたび冷蔵庫から食べ物がなくなる

摂食障害のサイン

自宅でいっしょに食事をとる家族は、子どもの摂食障害に気づくチャンスが多いでしょう。下記に挙げたサインに当てはまる項目が多いと、摂食障害の可能性が高くなります。

食事に関するサイン

・すぐに食卓につかない
・好き嫌いが急に増える
・食事の量が多いと言う
・主食のご飯を食べなくなる
・食事のスピードが落ちる
・少し食べただけでおなかが張るなどと言う
・Aを食べればBを食べなくていいかなどと駆け引きをする

食事以外のサイン

・急にやせてきた
・じっとせず動きつづけている
・やせているのに「太った」と言う
・1日に何度も体重をはかる
・(吐くために)何度もトイレに行く
・下剤をひんぱんに使う
・家や部屋にひきこもるようになる
・小さいサイズの服を着たがる

本人は摂食障害の認識がないことが多い

摂食障害は、心の問題を食事の問題にすり替えている状態です。本人は自分の健康を賭けても訴えたいことを秘めている、と考えて接してください。「いい子だったのに」「こんな人間ではないはず」という思い込みや、「みっともない」など世間体を優先するのをやめましょう。現在の状況を受け止め、本人の声に耳を傾けます。

ただし、話を聞くのと、言いなりになるのとは違います。本人の理不尽な要求は毅然《きぜん》と断り、かつ、話を聞く姿勢はいつでもオープンに。指示、命令、説教をしないように心がけます。難しいのですが、続けていると、本人が悩ん

病を憎み、子どもを憎まない

摂食障害は、本人の性格、考え方、行動のすべてに影響を及ぼします。しかし、本人は好んでこの状態に陥ったのではなく、よりよく生きようとあがいているのを忘れないでください。「これは病気のせいなのだ」と考え、感情的にならないよう対応しましょう。

▼身長・体重曲線（女子）

3% の線は100人中前から３番め、97% は97番めを表します。３～97% の範囲を正常としますが、外れていても病的とはいえません。推移が基準線をまたがず、線に沿っていれば適正です。

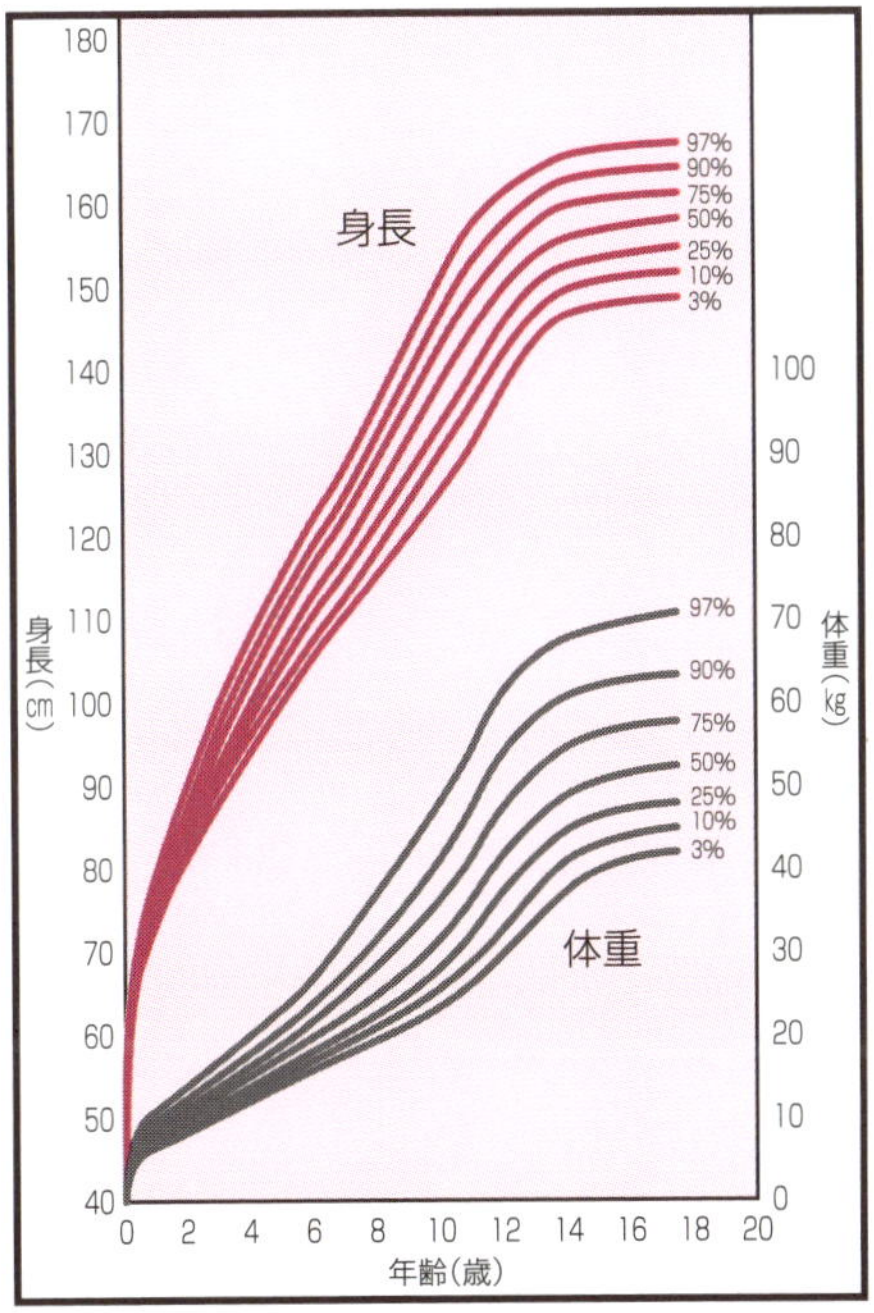

日本学校保健会「児童生徒の健康診断マニュアル」

悩みや不安を聞く

１日に10分でも、本人と落ち着いた状態で話す時間をもちましょう。「話すことはない」と言われたら、その日あったできごとを聞くだけでかまいません。指図したり説教したりするのはがまんし、本人の話に耳をかたむけます。本人が、周囲が受け止めてくれると感じられるようになれば、しだいに心のうちを話すようになります。

治療が必要だと説く

本人と冷静に話ができるときに、健康状態や将来について心配していることを率直に伝え、治療が必要だと伝えます。押しつけがましくなったり、命令口調になったりしないよう注意しましょう。拒否されてもあきらめず、根気強くくり返します。

聞き上手になろう

話を聞くといっても「なんでも言ってごらん !?」などと命令口調では逆効果。本人が、なにを、どのように感じているのか、自分の言葉で話すまで待ちましょう。

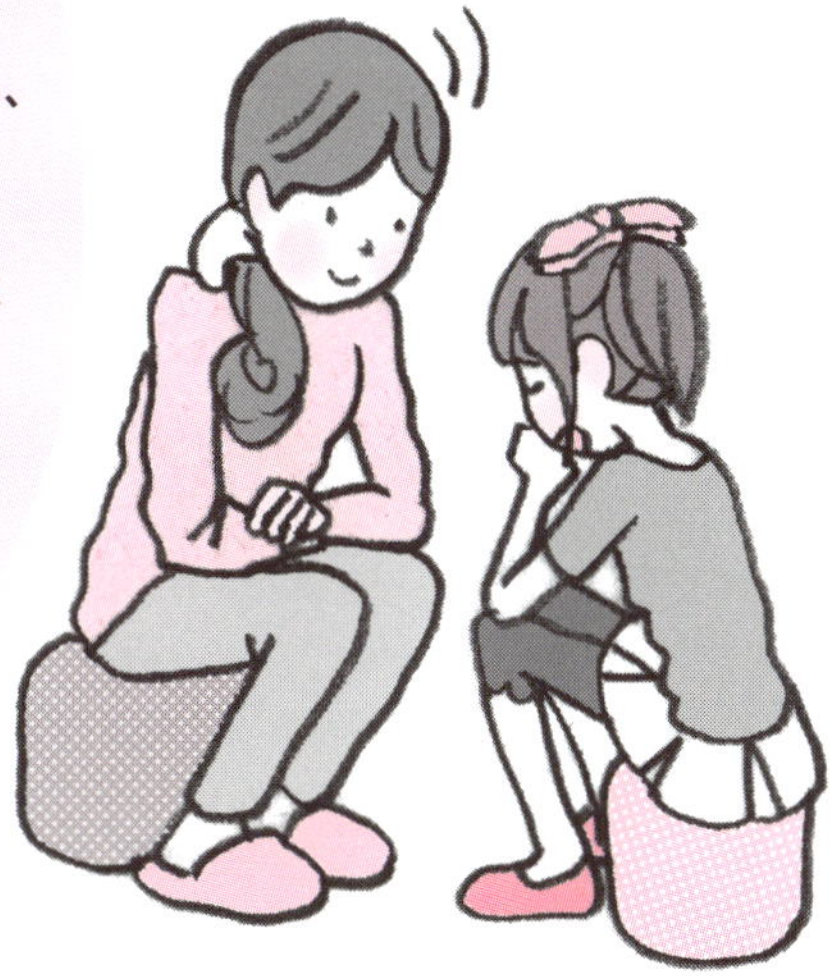

子どもと議論するのは避けて。ゆったりと話し合おう

でいることを打ち明けるようになります。これで本人も楽になり、家族も子どもの年齢相応の援助ができます。さらに、新しい家族関係をつくることにもなります。

保護者②

家族がしていいこと、悪いこと

家族は適切な距離と接し方を身につけ、「よき援助者」となりましょう。自分を受け止め、尊重してくれる家族がいると、本人は「治ろう」という気持ちを強くもてるようになります。

指図、批判、説教をやめ、子どもを尊重する

親は、自分の経験や世間体から「こうしたほうがよい」などつい指図や説教をしがちです。特に、食事に関しては、体重や健康状態と直結することだけに、干渉したくなるでしょう。しかし、親が目を光らせるほど、隠れ食いや駆け引きを助長しかねません。

摂食障害の治療は、本人が自律し、自分のことを自分で決められるようになる過程でもあります。親の過剰な干渉は治療には逆効果。本人の気持ち、考えを尊重して接するよう努めます。

また、周囲が本人と適度な距離を保って生活することは、病気に巻き込まれるのを防ぎます。

両親の心得7カ条

両親で違いが出ないように、子どもへの接し方の基本を決めておきましょう。「子どもだから親が解決せねば」と考えず、独立した人間として接します。

1 子どもへの今までの思い込みを捨てる
2 両親の間で養教育方針を統一する
3 年齢相応に、本人の問題は自分で解決させるようにする
4 失敗の後始末をしない
5 過度の干渉、注意集中を避ける
6 うそやおどかしを言わない
7 子どもの暴力に屈しない

父親も積極的に参加を

子どもと直接かかわる機会は少なくても、妻（母親）の話を聞き、支えましょう。子どもへの接し方を妻と話し合い、自分も責任を負っていることを忘れずに。

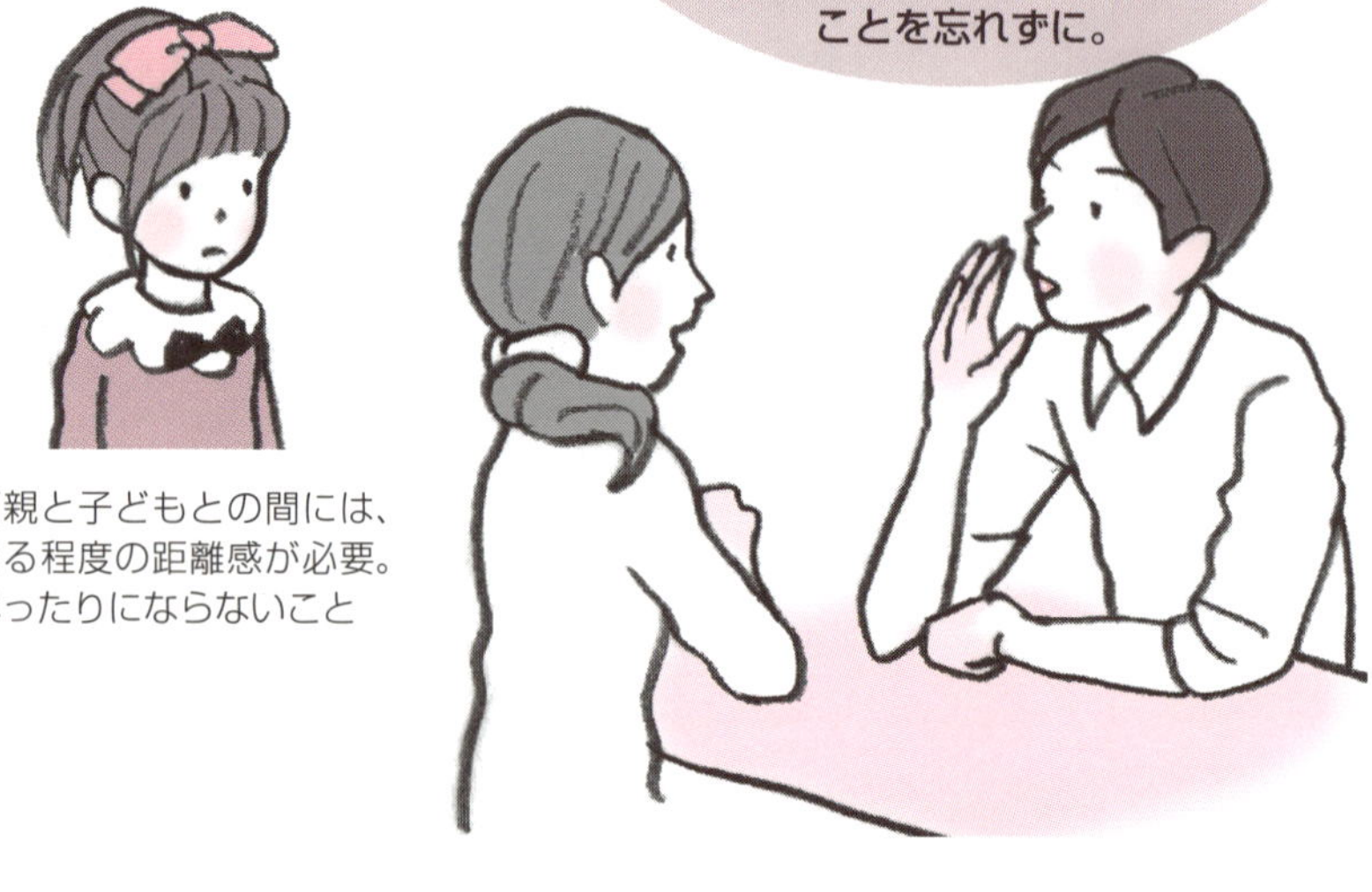

両親と子どもとの間には、ある程度の距離感が必要。べったりにならないこと

食事や体重について

摂食障害による症状が最も目につきやすい食事どき。「食べてくれさえすればよくなる」と考えがちですが、食行動の変化は症状であり、病気の本質は別にあることを忘れずに対応しましょう。

食事や体重のコントロールは親にはできないと知る

親がどんなに叱ったり説得したりしても、本人が食べることに応じなければ意味はありません。食事のたびにケンカしていては、関係が悪化するだけです。食事や体重をコントロールできるのは本人だけだと割り切りましょう。

食事や体重について指図したり批判したりしない

食事の内容や食べ方を指図するのは、本人の抵抗を招いたり、隠したりごまかしたりするのを増強させるだけ。食事や体重に関する指導は治療者にまかせましょう。

嘔吐していたり下剤を使っているときは

それらしいサインがあるときは、「心配だ」と率直に言いましょう。そのうえで、嘔吐や下剤が体によくないことや、やめるための援助を惜しまないと伝えます。

家族と同じものをいっしょに食べさせ、監視しない

本人のために別のメニューを準備したりせず、家族と同じ食事をいっしょにとりましょう。ただし、食べる量をチェックして批判したり、わずかな増減に一喜一憂してはいけません。同席が嫌だという場合には、別の部屋に、同じメニューを用意します。

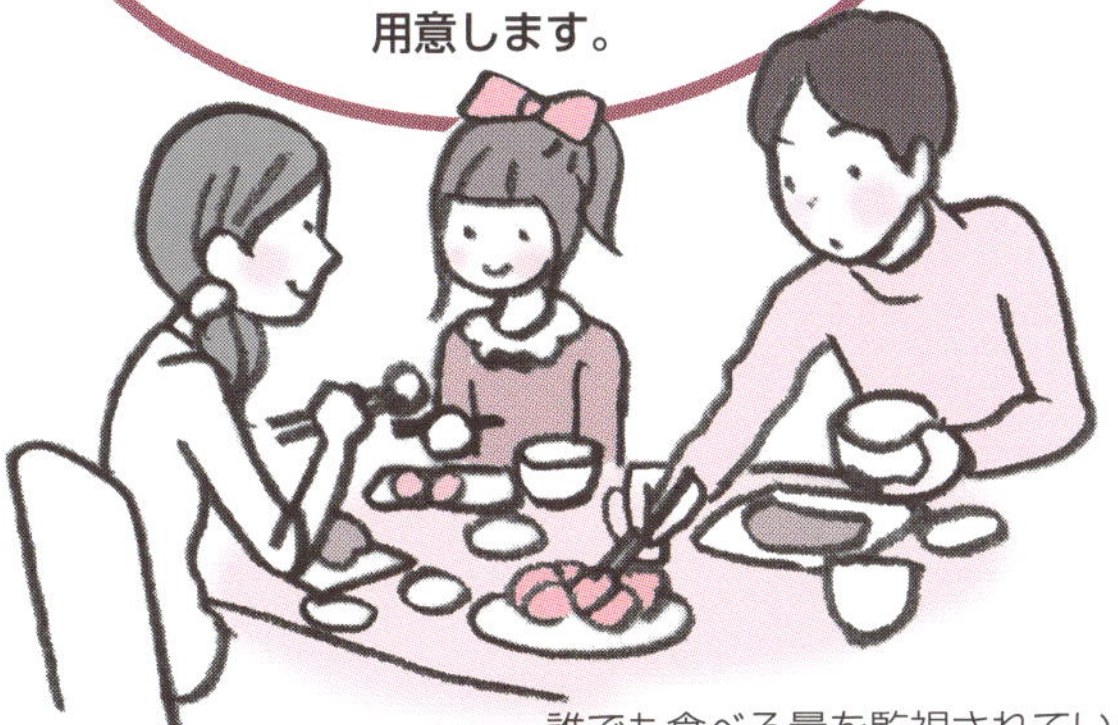

誰でも食べる量を監視されていると感じると、食べられなくなる。ごく自然に食卓を囲もう

学校はなるべく休ませない

可能なかぎり、通学を続けながら対応や治療を続けます。やせてきて体力的にきつい状況でも、保護者が一方的に通学をやめさせるのではなく、できるだけ本人の意思を尊重しましょう。体力的な問題で学校生活がうまくいかなくなる経験をすると、子どもは病気と向き合い、「治さなければ」と感じるようになります。

保護者③

治療は家族が協力して進めていく

家族が自分たちの問題にも目を向け、本人との関係を立て直し、支えることが、治療に大きなプラスになります。その点で、摂食障害は「みんなで治していく病気」ともいえます。

治療についての考え方

治療には、本人の「治りたい」という気持ちと、家族の「支えよう」という姿勢と協力態勢が欠かせません。

入院は悪循環を断ち切るきっかけにすぎず、回復は退院後に本人が歩み出すときから始まる

治療を医師まかせ、病院まかせにしない

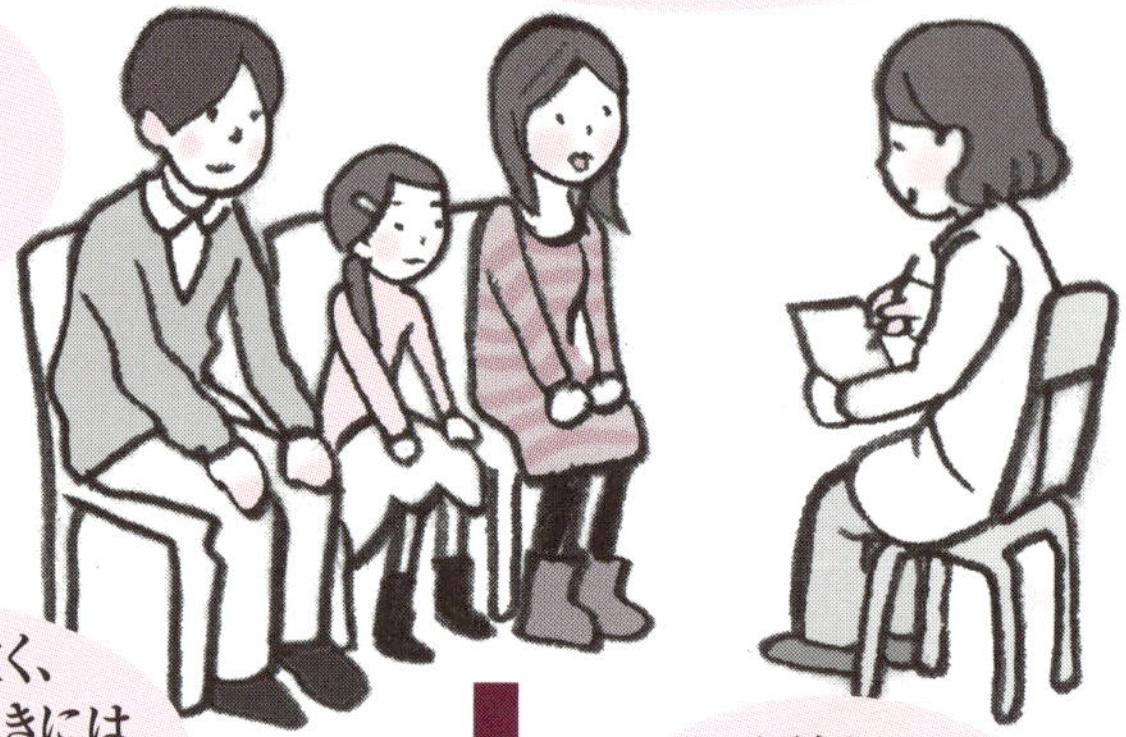

医師と結託していると受け取られないように、両親は同席していいかどうかを本人に確認するといい

体の症状が重く、生命にかかわるときには断固とした態度で親の覚悟を示す

医師の治療計画に対し、両親の理解と協力が必要

家族療法を受けることも

治療の過程で、家族の問題や、家族と本人との関係性に偏りがみつかった場合、本人と家族を交えた「家族面談」がおこなわれます。

過保護・過干渉

親がかまいすぎるために、子どもが自分の意思で行動できなくなったり、親の関心を引くために異常な行動に走ったりする

からみあい

家族の密着度が異常に高く、お互いのプライバシーがない状態。子どもの自律性が育たない

硬直性

子どもが成長しているのに、親がそれに応じて変わらないと、適切な対応ができなくなって家族間がギクシャクする

巻き込み

夫婦の問題に子どもを巻き込む状況が続いていると、夫婦間の問題が子どもの問題にすり替わるなどの問題が起こってくる

葛藤回避

意見の対立を避け家族の問題から目をそらしている状態が続くと、子どもの心に悪影響を与える

患者本人だけでなく家族も面談を受ける

摂食障害の治療では、本人だけでなく、家族も受診が必要な場面がしばしばあります。一つは、治療の説明を受けるとき。治療方針を家族が理解して、子どもに対する接し方で家族が揺るがないことは、治療に欠かせません。

もう一つは、夫婦関係が子どもの病気に関係している場合。夫婦間の問題を率直に話し合い、解消法を探っていきます。

育て方の問題ではない

育て方を間違ったと両親が自分たちを責めることがしばしばあります。しかし、摂食障害は家庭環境だけで発症するわけではありませんし、原因を追求するのは治療の面でも意味がありません。

過去を悔やむのではなく、「これからどうするか」「問題があったなら、どのように改善していくか」を考え、協力して取り組みましょう。

一人暮らしをさせるのは慎重に

本人が「一人暮らしをしたい」という場合は、理由をよく聞きましょう。自由になりたい、家を出れば治る、などと考えている場合、一人暮らしは危険です。親の過保護から逃れたいだけで言っていることもあります。

一人暮らしをさせる場合も、定期的に連絡をとるなど、本人の状態を把握しておくのが重要です。

家族が看病に疲れないために

治療のためにすべてを犠牲にしてはいけません。患者さんばかりに目を奪われるのではなく、「病気や治療方針について知識をもつ」「家族が自分の問題に目を向ける」など、視野を広く保ち、病気に巻き込まれないようにしましょう。

孤立しないように

自分たちの家族だけが、どうしてこのような苦労をするのかと悩まないように、話をする相手や場を探す。家族会に参加するのもいい

病気についての正しい知識をもつ

摂食障害について書かれている本など、信頼できる情報を得る。ネットの情報は玉石混淆《ぎょくせきこんこう》なので要注意

患者本人に注意集中しない

本人の症状に一喜一憂しない。自分自身に注目し、自分の修正すべき行動を考える。子どもを変えようとせず、まず自分を変えていく

自分たちの生活を守る

家族はそれぞれの生活を維持する。本人の問題は本人が解決すべきものと割り切り、巻き込まれないように

有効なコミュニケーションを

体重や食事以外の話題を。子どもの話を批判せず、傾聴する

パートナー

穏やかに話し合う機会をつくろう

自分の配偶者や恋人など、身近な人が摂食障害になった場合、拒絶したり、親のように指図してはいけません。本人に寄り添い、「治療のパートナー」として支えるよう、心がけましょう。

不和の三段階

結婚している患者さんの多くは、配偶者との不和を抱えています。ほとんどの場合は、「相手にこうしてほしいのに、してくれない」など、相手への期待が満たされない状態で、３つの段階に分けられます。

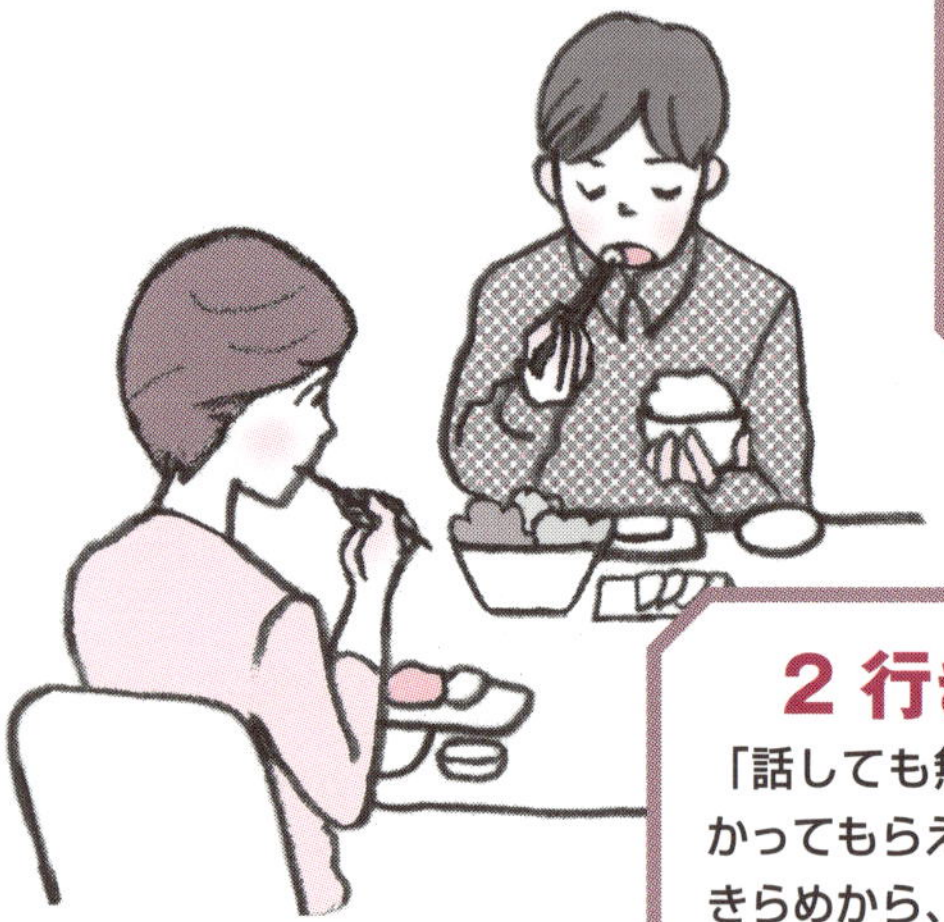

会話がない夫婦。夫は妻の話を聞くように、妻は夫に本音で話すように、医師からアドバイスされる

1 再交渉

お互いに不満を解決するために話し合おうとするのですが、しばしばケンカになる状態。コミュニケーション法を見直し、相手に対する期待と相手の自分に対する期待とを理解して、妥協点をみつけだします。

この段階の人が多い

2 行き詰まり

「話しても無駄」「どうせわかってもらえない」というあきらめから、会話がなくなった状態。お互いに話し合おうとしていないので、よく話し合って再交渉が可能な状態にもっていきます。

かつては夫婦ゲンカもしていたのに、今はなにも言わなくなっている状態

3 離別

修復不可能なところまで進んだ状態。話し合いや歩み寄りができないほど互いの意見が違うため、関係を維持できません。このままの状態を続けるか、お互いに新しい生活を始めるか決めます。別れる場合は、それを適切におこないます。

夫婦関係以外のストレス

摂食障害に至る大人のストレスには、以下のようなものもあります。

妊娠、別居、就職、
不規則な生活、
嫁姑問題、離婚

治してあげようとがんばるのは逆効果

恋人や配偶者から摂食障害だと告げられたとき、「治してあげたい」と思う人は多いでしょう。しかし、本人に治す意欲がさほどなくパートナーだけが治療に取り組むのは、結果的に本人の依存を招き、治療に悪影響を及ぼします。

摂食障害は原因なのか、結果なのか

摂食障害の患者さんでは、パートナーとの関係が悪化しているケースが少なくありません。

摂食障害が原因で関係が悪化している場合、パートナーが病気をよく理解し、治療に協力することで摂食障害が改善し、それとともに関係も修復してきます。

一方、パートナーとの関係が悪化し、それが摂食障害という形で表面化している場合があります。その場合は、根本にある問題について、納得できるまで二人で話し合い解決していきましょう。

人間関係の改善から

パートナーとの関係がうまくいっていない場合は、時間を決めて、お互いの期待のズレについて話し合います。対話を重ね妥協点をみつけることで、パートナーとの関係改善につながります。

人間関係の悩みを改善

↓

摂食障害の改善

対人関係療法

「本当はこうしてほしいのに」「○○してくれない」など、相手が期待に応えてくれず、ストレスを感じるのは、自分の期待と、相手の認識にズレがあるためです。そこで、話し合いでお互いのズレを明らかにし、妥協点をみつけていきます。

第三者を交えても

話し合いの内容や、対話がうまくいかない場合は、第三者に相談するのもよいでしょう。中立の立場で話を聞ける人が理想的です。

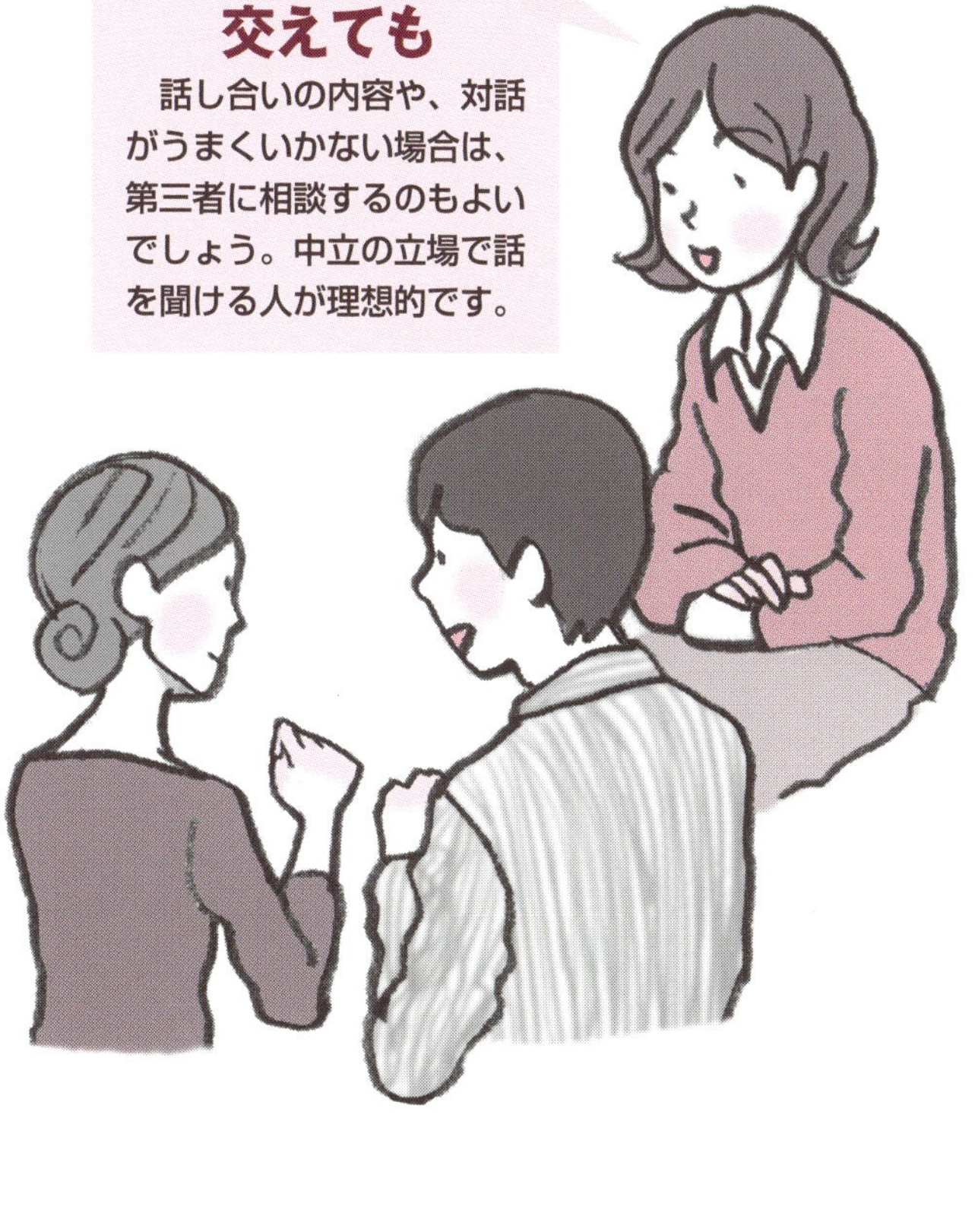

第三者は、煮詰まった夫婦関係の風通しをよくする役割

先生

担任、養護教諭、カウンセラーで情報共有

思春期の患者さんの場合、学校は本人にとって重要な場所です。先生がたは、学校内で情報を共有するとともに、保護者とも連携して対応にあたります。まず、病気を正しく理解しましょう。

女子中高生の多くにやせ願望、肥満恐怖がある

一〇代からは、やせ願望や肥満への恐怖と相まって摂食障害の危険が高くなります。以下のチェック項目で、摂食障害が疑われる場合は、両親に報告し、家庭でも同様の行動がみられたら、専門医に相談するようにしましょう。

かなりやせていても通学を続けている場合は、本人の担当医や学校医と相談のうえで「体育の授業に参加できる体重」「通学できる体重」を決めておくと、体重減少の歯止めが期待できます。

また、心の問題が隠れていそうな場合には、話しやすい相手に相談するようアドバイスします。

▼10～17歳のやせ願望

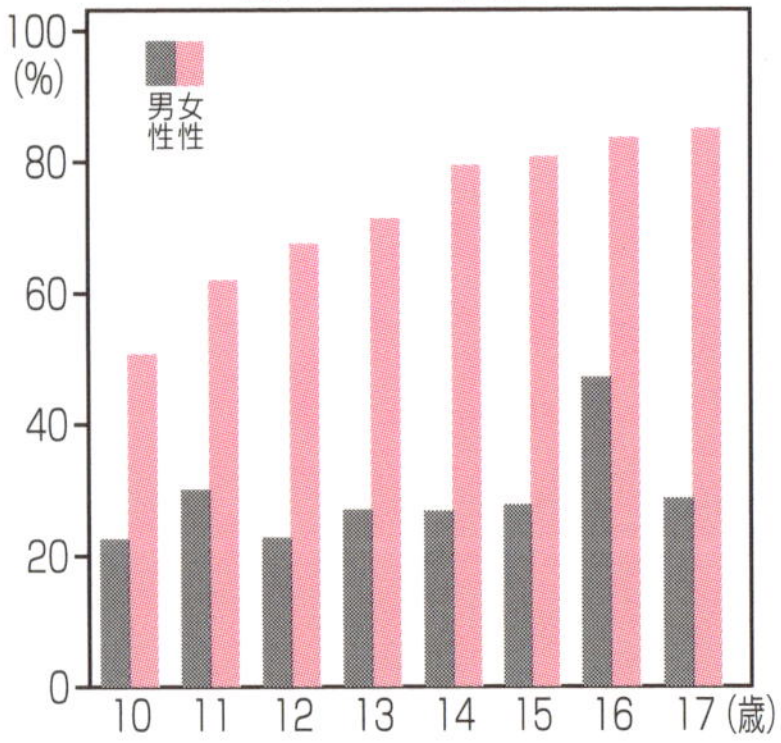

▼10～17歳の肥満への恐怖

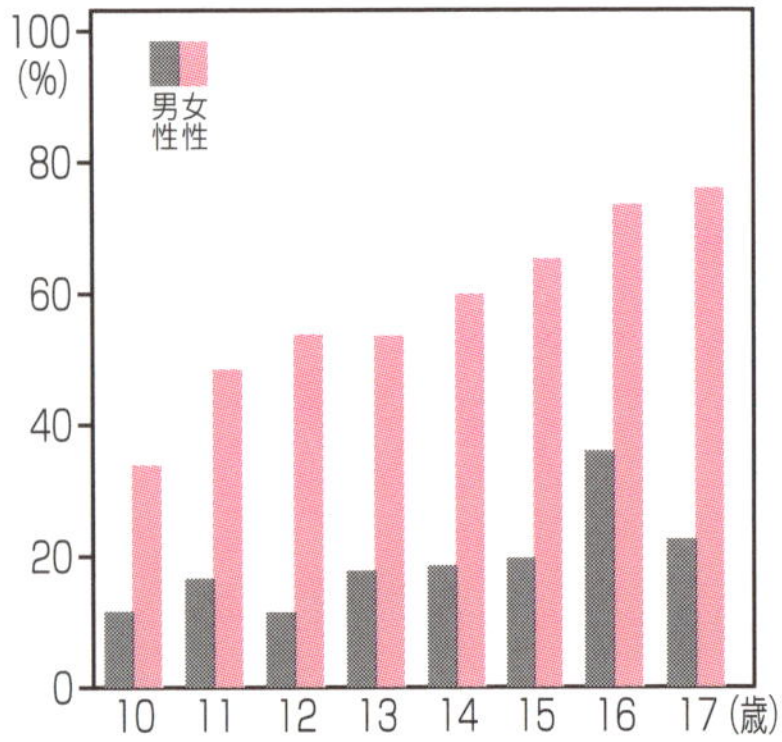

大阪市立大学大学院提供資料

チェックポイント

行動を観察して、当てはまることが多いほど摂食障害の可能性があります。

- □ どんどんやせていっているのに、見かけは楽しそうにしている
- □ やせているのに、体育などの時間で元気にふるまう
- □ やせているのに「自分は太っている」と言う
- □ 無口で内向的になり、友達とのつきあいが減っていく
- □ 給食のときに、果物や野菜しか食べない
- □ 弁当が小さく、残すことが多い

連携と情報共有を

先生がたは、自分の立場を活かして本人に寄り添い、そこで得た情報を共有します。健康面と精神面の両方から支援しましょう。

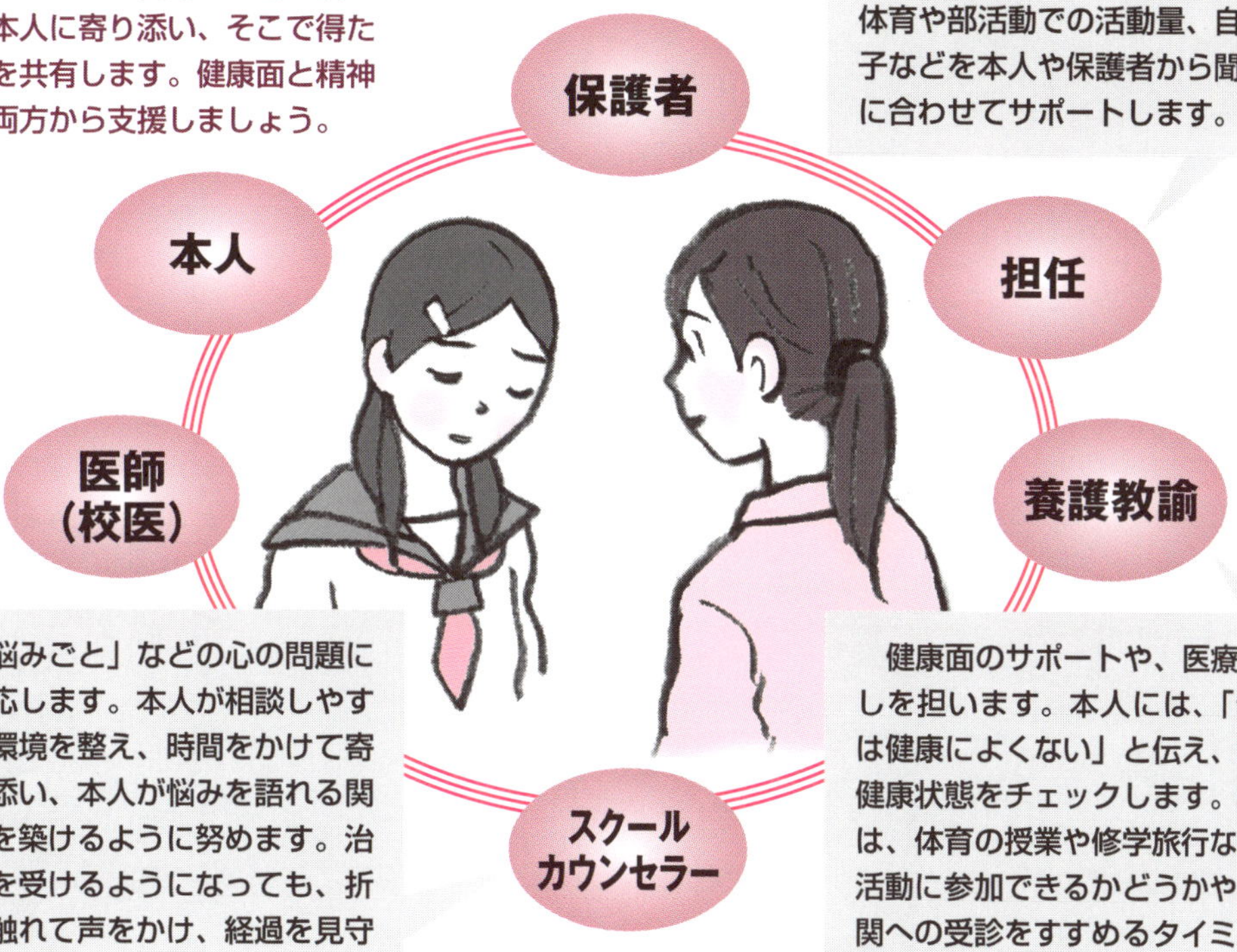

保護者
担任
養護教諭
スクールカウンセラー
医師（校医）
本人

本人の日常生活を見守り、保護者との連絡役を担います。給食を食べる量、体育や部活動での活動量、自宅での様子などを本人や保護者から聞き、状態に合わせてサポートします。

健康面のサポートや、医療への橋渡しを担います。本人には、「やせ過ぎは健康によくない」と伝え、定期的に健康状態をチェックします。経過観察は、体育の授業や修学旅行などの学校活動に参加できるかどうかや、医療機関への受診をすすめるタイミングを見極める助けになります。

「悩みごと」などの心の問題に対応します。本人が相談しやすい環境を整え、時間をかけて寄り添い、本人が悩みを語れる関係を築けるように努めます。治療を受けるようになっても、折に触れて声をかけ、経過を見守ります。

友達は……体重や体形を話題にしない

友達が異常なまでにやせてしまったら、冗談のつもりでも「超スリムになったね」などとスタイルや体形、体重を話題にしてはいけません。それ以外は気を使い過ぎず、いつもどおりに声をかけ、本人が孤立しないよう気を配りましょう。

もし、健康に関する相談をもちかけられたら、話をきちんと聞きます。そして、率直に「心配だ」と伝え、保護者や先生に相談するようアドバイスしてください。友達どうしでは摂食障害は治せないのです。

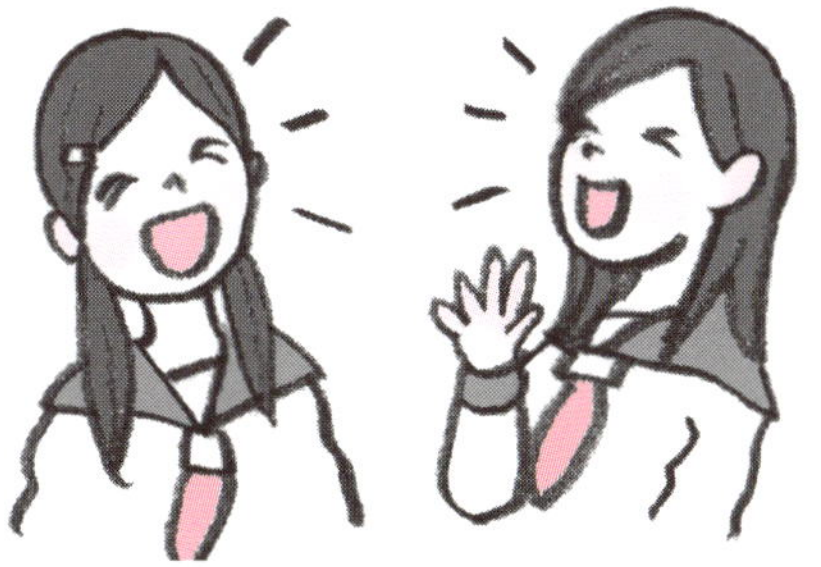

やせたことをほめてはダメ。摂食障害以外で楽しくつきあっていけばいい

コーチ
病気をよく知り、練習を休ませることも

スポーツ選手は、摂食障害に陥りやすい反面、治療に取り組みはじめると強い精神力で回復していく場合も。コーチは、病気の特徴を知り、適切な対応で選手の回復を後押ししてください。

気づいたときの対応

まず病気であることを認めさせ、さらに受診へつなげるだけでも、かなり時間がかかります。根気強く回数を重ねて話します。

摂食障害に気づいたら本人に確認 → **病気について正しく知る**

拒食症とスポーツ
じっとしていると太ると考え、練習を禁止されても休まず過度に運動します。不眠や不安などの精神症状が強く、孤立しがちです。

過食症とスポーツ
過食して肥満しないように過度に運動します。不安や抑うつから過食してしまいますが、練習するためと正当化します。

治療を拒否するなら ↓

守れないときには ↓

試合出場や練習への参加を禁止

ペナルティとして禁止するのではなく、病気のままスポーツを続けると健康を害する恐れがあるためだと伝えます。また、治療を受ければ、より早く復帰できることも加えます。

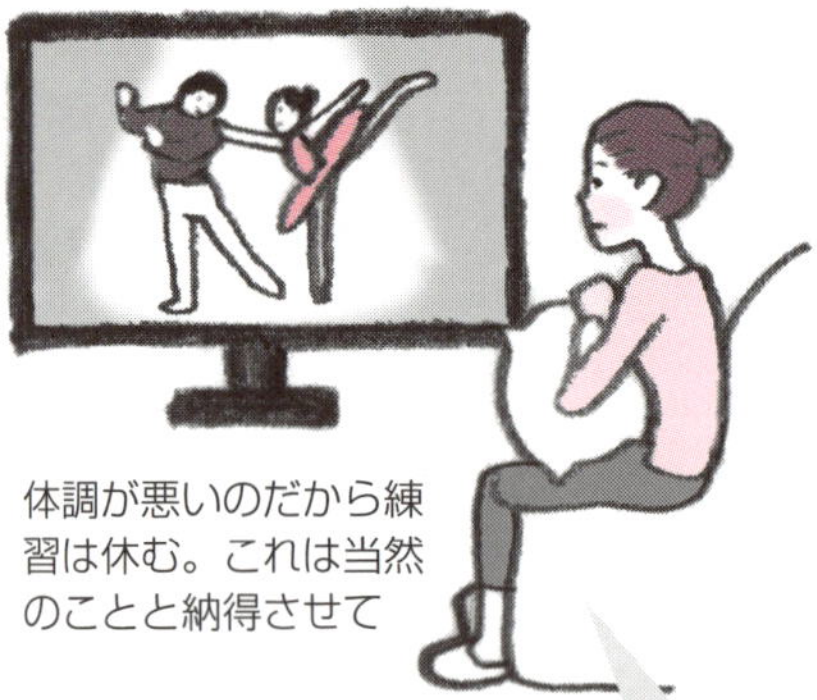

体調が悪いのだから練習は休む。これは当然のことと納得させて

チームメイトは
仲間でもあり、ライバルでもあるため、本人に受診をすすめるのは逆効果になりかねません。体調が悪そうで心配している、と伝えるにとどめておきましょう。

ミーティングへの参加はOK
選手としての気持ちをキープし、チームの一員であることを忘れないために、ミーティングには参加させる方法も。

スポーツコーチの言葉は本人にとって重い

摂食障害は全般的に、本人が治療を受けようと思うまでに時間がかかります。スポーツ選手ではさらにその傾向が強くなります。受診をうながす際は、本人が信頼するコーチなどが声をかけると、本人も応じやすいでしょう。

治療を始めてからも、治療方針や治療中の練習についてなど、本人と話す機会はたくさんあります。その際には、叱ったり批判したりせず、本人を心配していること、スポーツを続けるためには治療が必要だという点を誠実に伝えます。

また、なんのためにスポーツをするのかを本人と話すのも重要です。選手であることよりも、ありのままの本人が大切であり、スポーツをしなくてもあなたはかけがえのない人なのだと、コーチや両親がきちんと伝えてください。

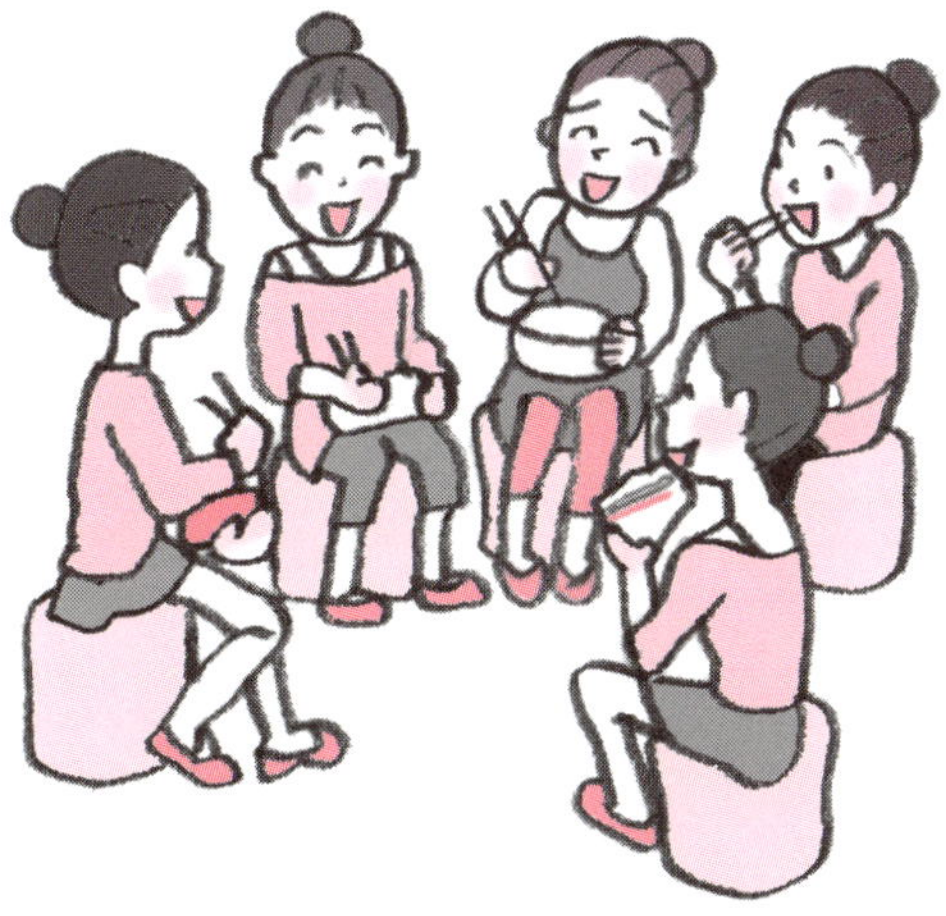

チームメイトとの食事も皆と同じように。特別なものを食べさせない。食べているときに注目しない

治療中なら

治療を進めているので参加させる

練習に参加することで、治療に取り組む意欲が高まる場合があります。この際、以下の４点を約束させ、疑念が生じたときには練習を中断させると伝えます。

・4つの条件

①健康第一主義
②健康状態のチェックを受ける
③可能な限り治療に取り組む
④本心から競技を望んでいる

↓ 条件クリア

練習や競技に復帰させるには

心身ともに改善していよいよ復帰、という時期には、下記の３つを確かめます。

・3つの検討ポイント

①練習や競技を真に望んでいるか。コーチや親を喜ばせるためではないか
②スポーツ選手としてのアイデンティティを確立しているか
③競技に「参加しないのが嫌」だから参加しているのか

↓ 検討クリア

復帰させてから

食事療法をしっかり守らせ、１週間に１回は体重をはかって、減っていないことを確かめます。基本的にはほかの選手と同じように扱いますが、本人は自信をなくしているので、現実的な目標を設定し、無理をさせないようにしましょう。

職場関係

今までと態度を変えず、まめに声かける

仕事上の失敗や行き詰まりが、摂食障害を発症するきっかけになることが多くあります。短期間仕事を休む必要が生じるなど、働きながら治療に取り組むには、周囲の協力が欠かせません。

働きながら今の状況を脱するには

あまりにもやせていて、仕事を続けながらどんどんやせていくような場合は、休職する必要があります。しかし、働いていても最低限の体重をキープできるなら、仕事を続けてもかまいません。

周囲は、本人にまめに声をかけ、困ったときは相談するよう伝えてください。断れず仕事を抱えこんだり、孤立してストレスをためないようフォローしましょう。

誤解や偏見も

摂食障害について、まだ多くの人が「好きでやせたのだから自業自得」「なんでも食べればいいのに」など、誤った認識をもっています。理解不足から出る言葉が、いっそう患者さんを苦しめます。

見た目に元気でも

かなりやせているのに元気にふるまっているのは、「休むと皆に迷惑をかける。嫌われるのではないか」など、人目を気にしていることが多いのです。本人の状態によっては、休職や治療をすすめます。

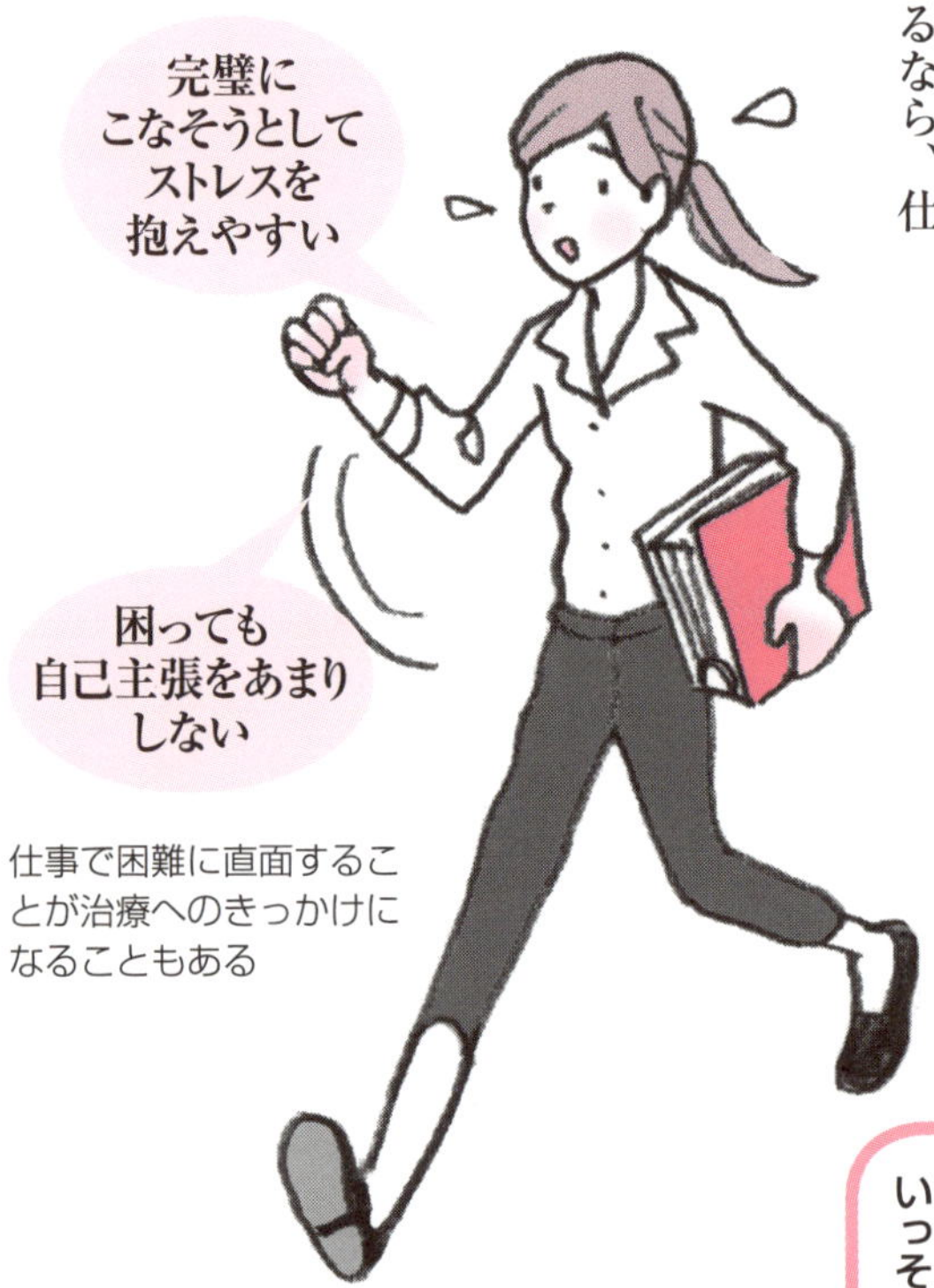

完璧にこなそうとしてストレスを抱えやすい
困っても自己主張をあまりしない

仕事で困難に直面することが治療へのきっかけになることもある

体重 35kg 以下で徐々にやせていっている

↓

休職や治療をすすめる

健康ライブラリー イラスト版

拒食症《きょしょくしょう》と過食症《かしょくしょう》の治《なお》し方《かた》

2016年6月10日 第1刷発行
2021年5月26日 第2刷発行

監 修	切池信夫（きりいけ・のぶお）
発行者	鈴木章一
発行所	株式会社講談社 東京都文京区音羽二丁目12-21 郵便番号 112-8001 電話番号 編集 03-5395-3560 販売 03-5395-4415 業務 03-5395-3615
印刷所	凸版印刷株式会社
製本所	株式会社若林製本工場

N.D.C. 493 98p 21cm

KODANSHA

ISBN978-4-06-259804-0

■監修者プロフィール

切池 信夫（きりいけ・のぶお）

大阪市立大学名誉教授。1971年、大阪市立大学医学部卒業。同大学附属病院臨床研究医、北野病院精神科、ネブラスカ州立大学医学部薬理学教室、大阪市立大学教授をへて2012年より名誉教授。専門は摂食障害の基礎と臨床。日本摂食障害学会前理事長。主な著書に『摂食障害 食べない、食べられない、食べたら止まらない』『クリニックで診る摂食障害』（ともに医学書院）、『みんなで学ぶ過食と拒食とダイエット』（星和書店）など。

■参考資料

切池信夫著『クリニックで診る摂食障害』医学書院

切池信夫著『摂食障害 食べない、食べられない、食べたら止まらない』医学書院

切池信夫著『みんなで学ぶ過食と拒食とダイエット』星和書店

切池信夫監修『拒食症と過食症』講談社

切池信夫監修『摂食障害と寄りそって回復をめざす本』日東書院

『こころのりんしょう a・la・carte 2010 Vol.29 No.3』星和書店

●編集協力　オフィス201（新保寛子）　原かおり
●カバーデザイン　松本 桂
●カバーイラスト　長谷川貴子
●本文デザイン　勝木デザイン
●本文イラスト　梶原香央里　千田和幸